中村祐輔

がん消滅

講談社+α《プラスアルファ》新書

まえがき

『がん消滅』というタイトルは内容から考えると少し強烈すぎると思ったのですが、やはり、読者の方々に手に取って、目を通していただくことが必要と考え、出版社の提案を受け入れました。私は、「がん治療革命」としたかったのですが、数年前に似たようなタイトルの本を出版しましたので、混同してはいけないと考えたこともこのタイトルで妥協した理由の一つです。

二〇一六年のオバマ大統領（当時）の一般教書演説（日本の首相の施政方針演説に相当する）で「がんの治癒を目指したムーンショット計画」が打ち出されました。この中で、「アメリカからがんによる死亡をなくす」という高い目標が掲げられました。

「再発すれば延命だけだ、間違っても治癒など考えるな」と医師から告げられた患者さんやその家族の、絶望と嘆きの声がたくさん届いていたこともあって、国を挙げて「がんの治癒を目指す」目標に共感を覚えたことを記憶しています。

アメリカという国とその国のトップの覚悟に感嘆し、母国の実状にさみしさを覚えました。

二一世紀に入って、がん治療を取り巻く環境は大きく変わりました。

もっとも大きなものが、ゲノム・遺伝子解析技術の進歩です。二一世紀を迎えたころに、「ゲノム情報が医療を変える」との確信はありましたが、まさか、私の生きている間にこんなに簡単に・低コストで・正確にすべてのゲノム情報を入手することができて、それが臨床の現場で活用されることになるとは思ってもいませんでした。

がんで起こっているゲノムの変化に関する情報は、数十万円の費用で、一週間弱で解析することができます。これによって、数万人単位での、がんによる遺伝子変異情報が蓄積されました。これらの技術革新と情報集積によって、血液でがんを調べるリキッドバイオプシー技術が、臨床現場で手の届くところまで来ているのです。

また、二〇世紀におけるがんの治療は、外科治療・薬物治療・放射線治療の三大療法とされていましたが、今や、免疫療法が大きな位置を占めています。また、免疫チェックポイント抗体療法は、患者さん自身の持つ免疫力の重要性を科学的に実証する結果となりました。本書では、免疫療法がどのような広がりを見せつつあるのかを、ネオアンチゲン療法を中心に紹介しています。

そして、次第に医療の分野で実装化されつつあるのが人工知能です。医療のさまざまな分野で人工知能が活用されつつあります。

人工知能が医療現場で利用されると説明すると、血の通わない冷徹な医療現場を想像される方が多いと思いますが、それが間違いであることを本書の最後に説明しています。医療の最前線に人（医師や看護師）と人（患者さんと家族）との心のつながりを取り戻すためにこそ、人工知能が不可欠になってきているのです。また、ネオアンチゲン療法という免疫療法を利用していくためにも、この人工知能による予測システムが絶対的に必要になってきます。

ゲノム情報を核として、リキッドバイオプシー・免疫療法・人工知能を上手に活用することによって、がん治療に革命を起こすことができます。私はこれらを統合的に結びつけていくことによって、現在のがんの五年生存率六〇パーセント強が、一〇年以内には八〇パーセント近くまで改善すると信じています。言うまでもありませんが、私のゴールは「がん消滅」によって患者さんと家族に笑顔を取り戻すことです。

二十数年前に「オーダーメイド医療」時代の到来を予測しました。世の中がようやく私の考えに追いついてきました。

そして、今から一〇年後に、「がん消滅」が一般のがん治療の現場で見られるのかどうか、不安もありますが、期待がふくらんでいます（もちろん、自信はあります）。そのような明るい未来像を思い描きつつ、本書を読んでいただければ幸いです。

二〇一九年九月

中村祐輔

がん消滅　目次

第二章　ゲノム解析が進んだ恩恵

第三章　「リキッドバイオプシー」の可能性

第四章　免疫療法の新たな時代へ

第五章　私とがんとの闘い

エピローグ——ＡＩ医療の可能性

がん消滅

ワクチン6回　終了後

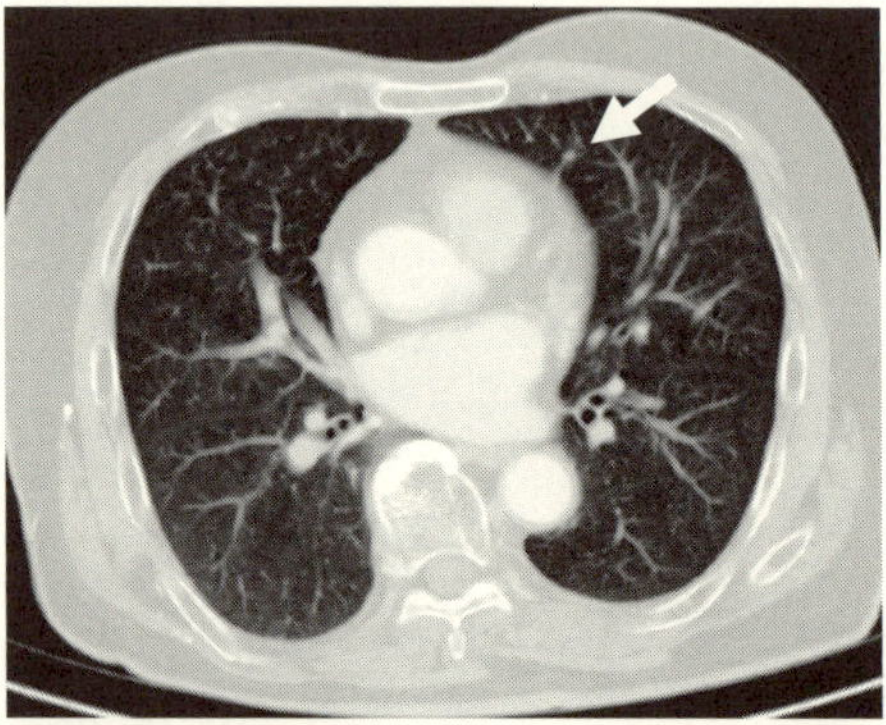

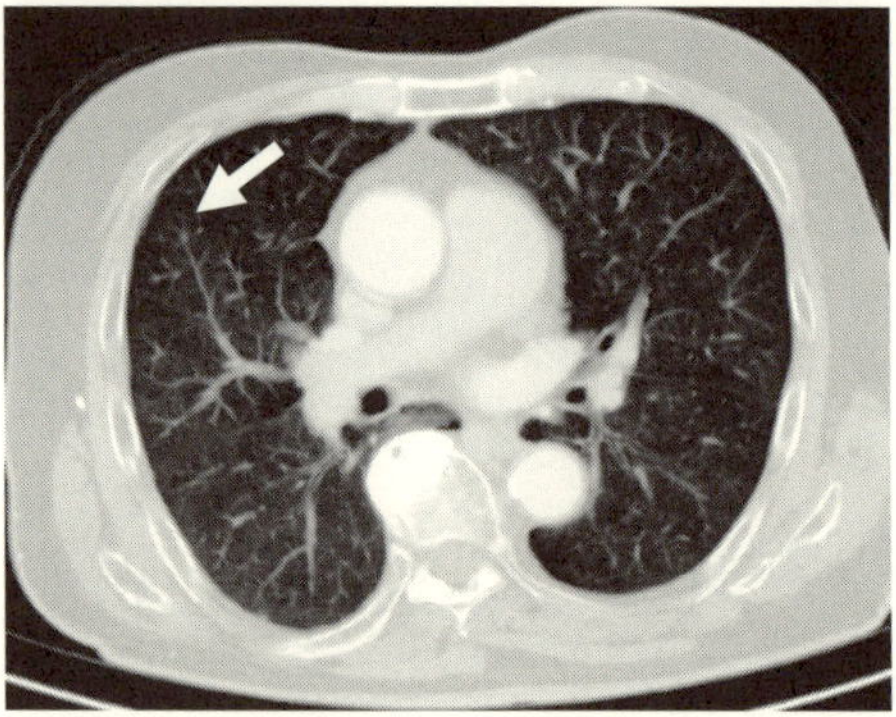

2019年5月

小している。写真左上の矢印にある左肺がん転移巣（矢印）が、画面右上のワクチン後には明らかに縮小〜消滅している。左下画面の小さな転移巣は、ワクチン後にはほぼ消滅した（画面右下）。

提供　福岡がん総合クリニック

ネオアンチゲン療法による症例画像

ネオアンチゲン樹状細胞ワクチンを投与した70歳台男性（腎臓がん 肺転移）

ワクチン投与前

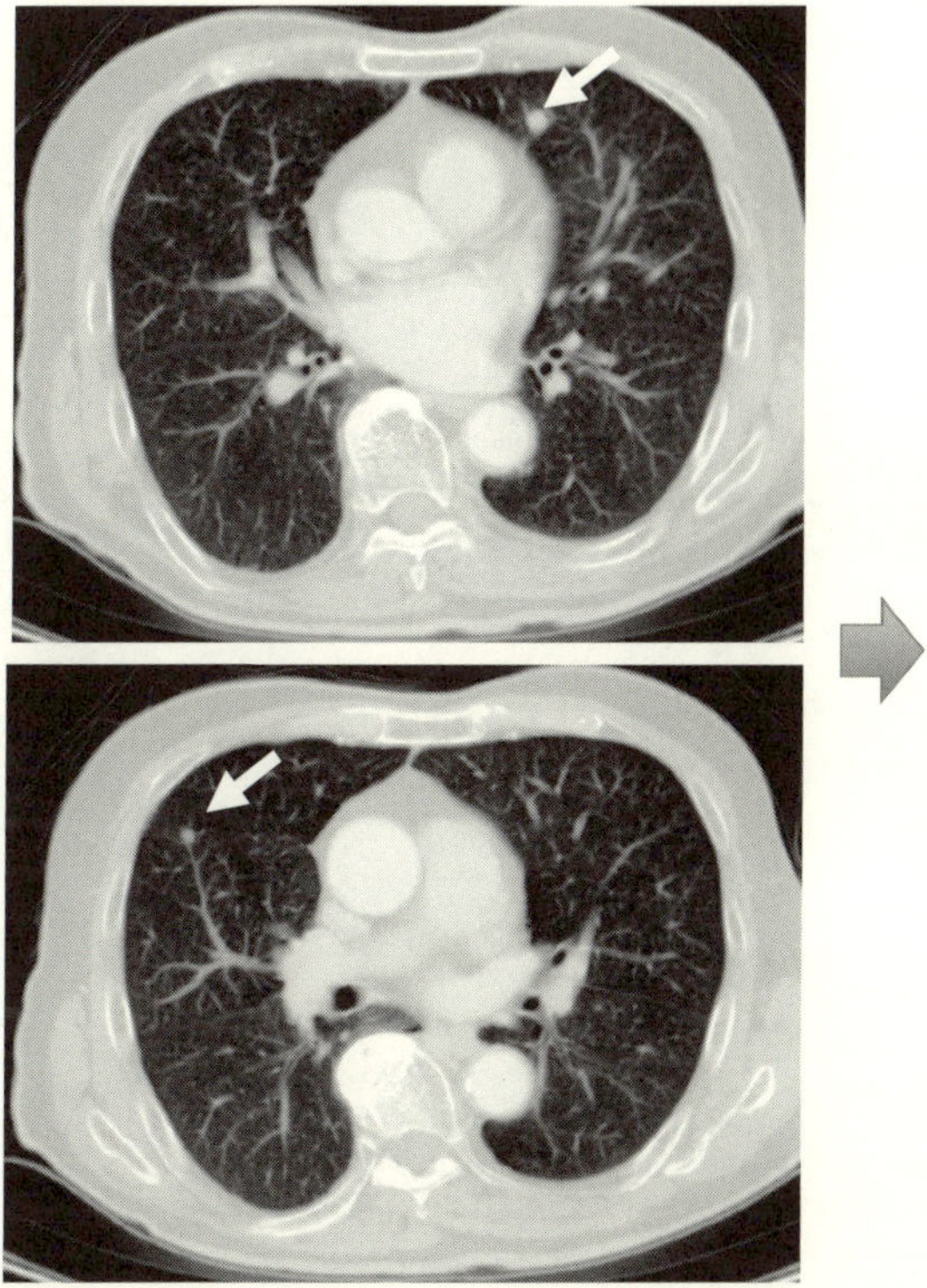

2018年10月

手術で摘出された腎臓がんの新鮮組織からネオ抗原予測遺伝子検査をして、ネオアンチゲンペプチドを合成し、これを樹状細胞に加えてワクチンにした細胞を、超音波ガイド下に、鼠径部のリンパ節に直接注入した。ワクチン6回終了後には、左右の肺にみられる転移巣が著明に縮↗

プロローグ――「遺伝」と「遺伝子」はどう違う?

先日、知り合いからこんな質問をされました。

「『ゲノム医療』と『臨床遺伝診断』って、同じものと考えていいのかい? 会社の同僚に聞かれたんだけど、正直、いまひとつよくわからなくてさ」

みなさんのなかにも、「ゲノム」と聞くだけで、「よくわからない」とか「何だか怖い」「難しそうでイヤ!」と拒否反応を示す方がいらっしゃるのではないでしょうか。

その研究を専門にしている私も、二〇一八年夏に六年ぶりにアメリカから帰国してからというもの、ゲノムに関する日本語の使われ方が、ややわかりにくいと感じる場面にたびたび遭遇しています。

ふだん、市民公開講座などで一般の方向けの講演をさせていただく機会はたくさんあるのですが、時間の関係でなかなかそこまで掘り下げて説明することはできません。

そこで、本書ではごくごく基本的な「ゲノム医療」の〝いろは〟からお話をはじめたいと思います。

冒頭の知り合いから受けた質問の答えに触れる前に、まず、そもそも「ゲノム」とは何なのか、というところからできる限りわかりやすく説明していきましょう。

「ゲノム」は英語で「genome」と書きますが、これは「遺伝子（gene）」と、「すべて（-ome）」という言葉を組み合わせた造語です。日本語では、「ある生物を構成するすべての遺伝情報」のことと解説されることが多いのですが、「遺伝」と「遺伝子」という言葉自体が難しいのでこれでは頭の中が「???」です。

私がよく用いているのは「ゲノムとは生命設計図」のようなものという説明です。

では、「ゲノム医療」と「臨床遺伝診断」はイコールと考えていいのか？　という冒頭の質問へ。結論から言うと、答えはノーです。

ゲノムは、ある生物を構成するすべての遺伝情報のこと。「ゲノム医療」は、人間の膨大な遺伝情報を用いて病気の正確な診断を行ったり、その患者さんにもっとも適した治療を予測したうえで行う医療行為の総称です。だから、対応する疾患の領域もその内容には非常に幅があります。一方、「臨床遺伝診断」というのは、主に「遺伝性・先天性（生まれたときに持っている）の病気に対する診断」の意味合いが強く、多くの場合、その内容が限定されています。

ということは、もうおわかりですね。広い意味での「ゲノム医療」のなかに「臨床遺伝診断」も含まれることになるわけです。

ここで、私からみなさんに一つ質問があります。

これまでの話のなかで、「遺伝」と「遺伝子」という二つの言葉が出てきましたが、これらの言葉の意味にはどんな違いがあるか、おわかりになりますか？

そんなふうに改めて聞かれると、言葉に詰まってしまう？　あるいは、「同じことじゃないの？」と思った方もいらっしゃるかもしれません。

では、さらに、もう一問。

「遺伝」と「遺伝子」の他に、もう一つ、よく使われている言葉として「遺伝病」という言葉があります。この二つとの違いは何でしょう。

私は帰国後、しばらくして、会う人会う人にこれと同じ質問をしてみたことがあります。

明確に違いを答えることができた人はごくわずか。大半は、「遺伝」に「遺伝子」「遺伝病」と三つ並んだ時点で混乱しはじめ、「考えれば考えるほど、ワケがわからなくなる！」「遺伝も遺伝子も、意味は同じなんじゃないの？」と頭を抱えてしまいました。

しかし、それも無理はないのです。

欧米では「遺伝学・遺伝子教育」が一般的に行われてきたのに対し、日本にはそれが根付いていない。そのため、「遺伝」も「遺伝子」も同じ「遺伝」というニュアンスで曖昧に使われているからです。

では、実際はどう違うのでしょうか。

「遺伝」は、英語で「heredity」といい、「親から子へ受け継がれる」こと。よく日常では、「生まれた子が親に似ているのは、遺伝だからね」などと言いますが、これはその通りで、言い換えれば、「遺伝」は「親の特徴が子に伝わること」を指します。遺伝（継承）する情報の元となっているので、「遺伝子」と名付けられたところから、「遺伝」と「遺伝子」が曖昧に利用されるようになってきました。

「遺伝子」は、英語では「gene」となります。これは科学的な概念を示す言葉で、「私たちの身体の基になる生物学的な情報の基本的な単位」のこと。一般的には、「身体に必要なタンパク質を作るための基本的な設計図の最小ユニット」と言うほうがわかりやすいかもしれません。

そう聞いて、新たな疑問が湧いた方もいらっしゃるでしょう。

「身体を作る最小パーツは、ＤＮＡではないのか？」と。

たしかに、ここもわかりにくいところですね。

おっしゃる通り、私たちの身体を作る情報の本体は「ＤＮＡ」と呼ばれる物質です。多くの場合、細胞の核と呼ばれる部分に存在するDNAが話題となります。しかし、ミトコンドリアという部分にもDNAが存在しています。話はそれますが、核のDNAは両親のそれぞれから受け継いだものですが、ミトコンドリアのDNAは母親だけからしか受け継ぎません。


本題に戻りますが、では「遺伝子」と「DNA」がイコールかというと、答えはノー。

「だってほら！　よく『遺伝子検査でDNAを調べる』と言うじゃない？」

と、あなたは続けるかもしれません。

その通りで、遺伝子検査で調べるものの多くはDNAなのですが、DNAは化学物質の名前であり、遺伝子はあくまでもたくさんのDNAのうちの特定の働きを持つ一部分、一つのユニットのことです。……と説明しても、もっと混乱しそうですので、まず、「DNA」の構造を理解していただくほうが早いでしょう。


図表1をご覧ください。私たちの身体は約六〇兆個の細胞からできており、赤血球や血小板と呼ばれる細胞以外のすべての細胞の一つ一つの核に、両親から受け継がれた一対のDNAが存在しています。細かくなりますが、卵子や精子には他の細胞の半分しかDNAは存在しません。精子と卵子が合体してできた受精卵のDNAの量が変化しないように、卵子と精子には親のDNAが半分になる仕組みがあるのです。

図表1　DNAと遺伝子の構造

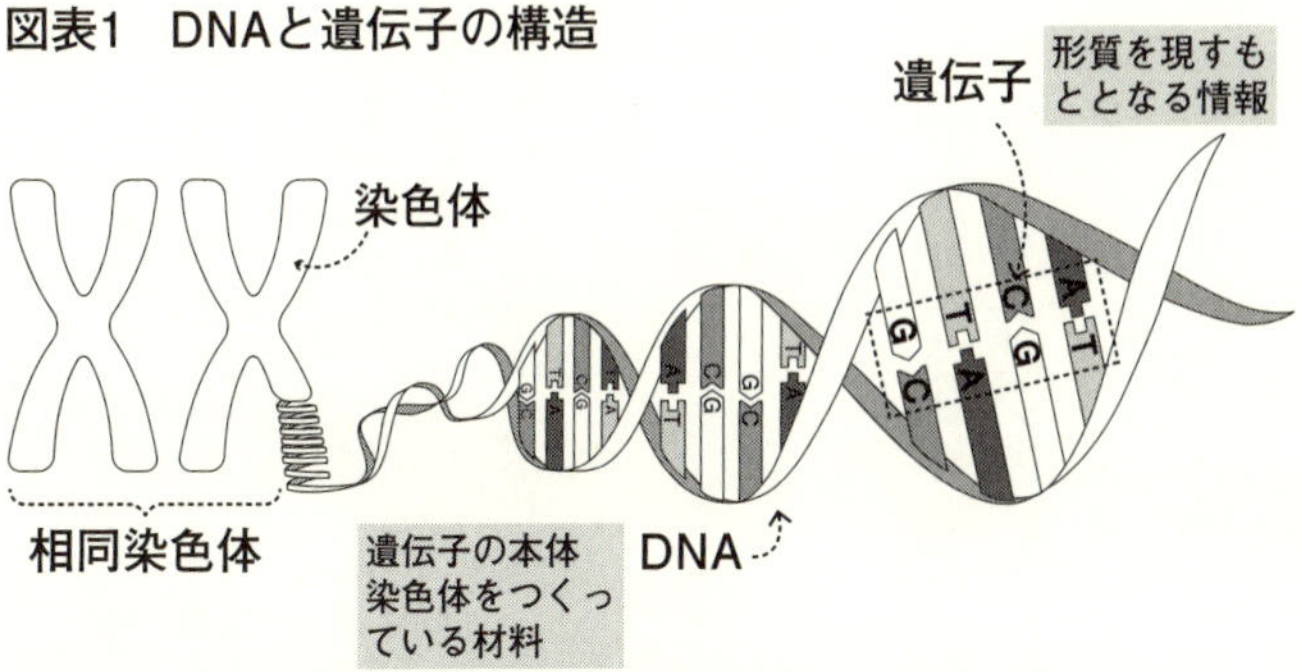

参照　https://exam.fukuumedia.com/wp-content/uploads/2017/07/dna.jpg

DNAは普通の顕微鏡では見えませんが、われわれは染色体として、DNAの塊を理科の授業などで目にしているはずです。われわれの身体は、もともとは受精卵というたった一つの細胞から生じます。母親の卵細胞には母親由来のDNAが存在していて、繰り返しになりますが、卵子のDNAには普通の細胞の核に含まれているDNAの半分とミトコンドリアDNAが含まれています。しかし、先にも述べましたが、父親由来の精子には、ミトコンドリアDNAは含まれていません。これがミトコンドリアDNAは母親由来のものしかない理由です。

受精卵に含まれる六〇億対もの塩基からできているDNAは、細胞が一個から二個、二個から四個と増えていく過程で、まったく同じものがコピーされて増え、細胞が分かれるときに平等に配分されなければならない仕組みになっています。

口で言うのは簡単ですが、糸状の六〇億塩基対のＤＮＡが一二〇億塩基対に増え、それが、もつれることもなく二つに平等に分かれることは、奇跡的なことなのです。

そして、親から子へ受け継がれる「傷ついた遺伝子」によって発症する病気が「遺伝病」です。

「遺伝病」という言葉には、日本では長い間、負のイメージが付きまとってきました。今でもその意識があまり変わっていない様子を残念に思いますが、ここ数年、さまざまな「遺伝子検査」が急速に広がりつつあることで、そうした世間的評価にも変化の兆しが見えるように思います。私の知り合いが冒頭のような質問をしたのも、その流れの一つでしょう。

では、近年なぜ医療の世界で、「ゲノム」や「遺伝子」といった言葉が頻繁に飛び交うようになったのかというと、それには大きな理由が二つあります。

一つ目は、オバマ前アメリカ大統領が「プレシジョン医療」という一人一人の患者さんに合った医療の重要性を説き、全世界がそちらに舵を切ったこと。

私の肩書に「プレシジョン医療」という同じ言葉が入っていることに気づいた方もいらっしゃるでしょう。これは、先のオバマ大統領の発言の流れを受けて、日本でもその必要性が問われ、私が所属するがん研究会でも新たに立ち上げられた研究開発センターなのです。

そして二つ目は、その「プレシジョン医療」を実現するために不可欠な「ゲノム医療」

が、個々の患者さんに活かせる段階まで大きく進歩したこと。

これにより、日本の医療は大きく変わりつつあります。今後、みなさんが病院で受ける検査や治療はどう変わっていくのか。本章でくわしくお話ししていきたいと思います。

第一章　「プレシジョン医療」時代の幕開け

進化したオーダーメイド医療

「プレシジョン医療」は、二〇一五年にオバマ前アメリカ大統領が一般教書演説で掲げたビジョンで、日本語では「精密医療」と訳していることが少なくありません。この訳語では今一つその目指すところが伝わりませんが。

このとき、オバマ氏が目指した「プレシジョン医療」のゴールは、

the right treatments, at the right time, every time to the right person

「必要な患者に、必要なときにいつでも、必要な治療法を」

というものでした。

これは、私が一九九六年に提唱した「オーダーメイド医療」のゴールと、ほぼ同じものです。既製服のようにだれでも同じ型にはめられた医療を受けるのではなく、個々の患者さんの寸法を測りオーダーで仕立てた服のように、それぞれの患者さんが自分にもっとも適した治療を受けられる医療へ――。

ただし、その実現には患者さん自身の「ゲノム情報」が不可欠で、当時はまだ遺伝子解析

技術が進んでおらず、対象とする遺伝子も限定的でしたので、すべての病気に応用するなどは、〝未来における夢の医療〟と受け取られていました。とはいえ私には、いずれそんな医療が実現されることがたしかなことに思えましたが、大半の方には私は「夢みる夢子ちゃん」のように映ったのでしょう。

しかし、時代は様変わりし、オバマ氏は先の演説のなかでこう問い掛けました。

「医師は患者一人一人に違いがあることを理解し、その患者にもっとも適した治療を提供しようと努力し続けてきた。今や当たり前に行われている輸血を行うには、血液型を調べる必要がある。これは偉大な発見だった。では、なぜがんを治すために、この血液型を調べるのと同じように、その患者の遺伝子情報を簡易に利用できないのか？　なぜ最適な薬剤の最適な投与量を見つけることが、体温を測るのと同じように手軽にできないのか？」

つまり、「プレシジョン医療」とは、がんを例にすると、治療薬の選択が、血液型の判定や体温測定のように手軽にでき、すべての患者さんがその方に適した治療を受けられることを目指すプロジェクトなのです。

私は二十余年前から、将来日本が目指す医療のかたちを、服の製法の違いに重ねたらわかりやすいのではないかと思い、「オーダーメイド医療」という言葉を使い続けてきました。みなさんのなかにも「未来の医療はオーダーメイドになる」と聞いた記憶がある方もいらっしゃると思います。

ところが、オバマ氏が先の演説で「プレシジョン医療」という言葉を使った途端に、これが全世界へ一気に広がり、日本でも私の「オーダーメイド医療」という言葉は死語のように使われなくなってしまいました。

じつは、「オーダーメイド医療」と命名した際、ある専門家から「オーダーメイドは英語ではないから、『テーラーメイド医療』にすべきだ」という指摘を受け、ちょっとした議論になりました。たしかに「オーダーメイド」は和製英語ですが、カタカナで書くのですから、一般的に広く使われていましたし（英語ではmade to orderとなります）和製英語かどうかは関係ないと思いましたが、私が使いはじめた言葉を使いたくない人が頑固に「テーラーメイド医療」を主張しました。

すでに一般的に使われている「オーダーメイド」という言葉なら、子供から大人まで、英語が使えない人でも、だれにでも理解してもらえます。それに、「テーラーメイド」は仕立屋が作る高級品のイメージがあり、医療用語に用いると、「金持ちの受ける医療」のように受け取られかねない。ゴールとする「だれでも受けられる医療」とはかけ離れた印象になってしまうので、私の意図するものとは違うと思いました。

しかし、メディアはこうした論争をすり抜けるかのように「個別化医療」という類語に活路を見出し、最近では「プレシジョン医療（個別化医療）」という表記が多くなっています。そのため、本書でも「プレシジョン医療」という言い方に統一しますが、要は「オーダーメイド医療」だと思ってください。

オバマ氏は翌一六年、「ムーンショット計画」と銘打ち、「アメリカを、がんで死なない国にする」という崇高な目標も掲げました。すでに日本でも、がんと診断された患者さんの六割以上が治る時代になっていましたが、難治性がんや再発がんは、依然として「延命」を前提に治療が考えられています。

アポロ計画は「人を月に送る」という大きな目標のもとに開始されました。だれもが当初は夢物語と思っていましたが、目標設定を明確にして、国を挙げてそれに突き進むことで夢が夢でなくなりました。アポロ計画になぞらえ、オバマ氏はこのがんを治癒させる計画を「ムーンショット計画」、すなわち月を目指す計画と命名しました。「延命」でいいと満足していては、「治癒」は夢の夢で終わります。がんを治癒するという高い目標に向かって日本でもアクションを取って欲しいものです。

二一世紀に入り、時間は五〇万分の一、コストは一〇〇万分の一に

患者さん一人一人がもっとも適した治療を受けられる「プレシジョン医療」がここへ来て現実味を帯びたのは、「ゲノム医療」の急速な進歩によるところが大きいのです。今や個人レベルの遺伝子解析は手軽にできるところまで来ています。

今では膨大な量の遺伝暗号（DNA）を短時間で解読することができるようになりました。DNAを解析する技術は、二〇〇七年から二〇〇九年にかけて一〇〇〇倍も早くなっているのです。一〇〇〇倍と聞いてもピンと来ないかもしれませんが、たとえば、これまで三年もかかると思われていたことが一日でできるように、一ヵ月かかっていたことが四五分でできることを意味します。

解析にかかる時間が劇的に短縮されたことに加え、解析コストも驚異的に安価になりました。一九九〇年にはじまった国際的なヒトゲノム計画では、一人分の遺伝暗号を読み取るのに十数年・三〇〇〇億円の経費を要しましたが、二〇〇三年には三年で二億円となり、一〇年には二週間で四〇万円、一四年には一日一〇万円程度で可能になりました。さらに何人もの遺伝情報を一度に解析できるようになったことで、一人のゲノム情報を得るのにかかる時間と費用は、今や「一五分で三万円」程度になったのです（図表2）。

図表2　遺伝子解析に必要なコスト

100万塩基対を読み取るのに必要なコスト（塩基とは遺伝子の構成材料）

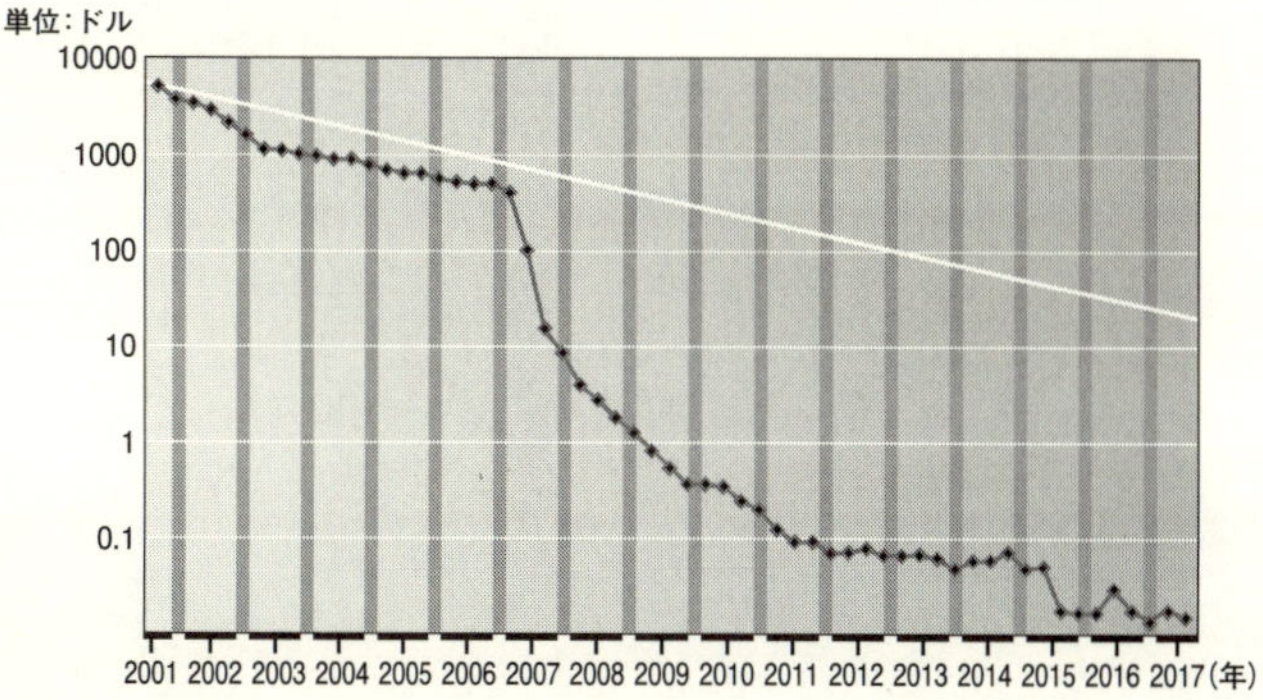

100万塩基対あたり、8000ドル（2001年）が1セント（2017年）未満に（約100万分の1に）

参照　NIH（National Human Genome Research Institute）

「自分自身の遺伝子を調べて、自分に合った治療を受ける」というプレシジョン医療の実現が、本当に目の前まで来ているのです。まさに革命的と言っていいような進歩が起こったわけです。

私が「オーダーメイド医療」を提唱した九六年当時は、限られた遺伝子の情報を利用して、特定の患者さんの治療に役立てることができるレベルでした。全遺伝子（ゲノム）解析には膨大な時間とコストがかかるので、私が生きている間に、すべてのゲノム情報を患者個人レベルで活用するのは実現できないだろうと考えていました。現に、ヒトゲノム計画は発足当時には、終了まで一〇〇年くらいかかるのではといった予測もありました。

しかし、二〇世紀には夢物語だったもの

が、二一世紀になった一七年の間に、遺伝子解析にかかる時間は約五〇万分の一に、価格は一〇〇万分の一になったのです。一人のゲノムを解析するのに十数年・三〇〇〇億円かかっていた当時を振り返ると、この劇的な進歩は想像をはるかに超えるものでした。革新的、革命的な変化が起きたと感じています。

がん治療も、延命が当然だと思っていては、なにも変わりません。治癒を目指して革命を起こす必要があるのです。

遺伝性のがんを調べる意味

二人に一人が生きている間にがんになる時代になり、がんは万が一に備える病気ではなく、だれでもかかる可能性がある病気です。

その原因には、食習慣や生活環境、睡眠不足、ストレス、加齢など、さまざまな複合因子が関連すると考えられています。がん細胞を叩く免疫の力が低下することもその一因です。これらの原因によって遺伝子に傷がつき、それが複数の重要な遺伝子で起こった場合にがん細胞となることがわかっています。しかし、なかには生まれたときに特定の遺伝子に異常を持っているために非常に高い確率で、そして、若年でがんが生じることが明らかになっている遺伝性のがんもあります。

ここで注意したいのは、日本では、「がんの遺伝的な要因」に対して、多くの人が「がんの発症に決定的な役割を果たす遺伝的因子」と、「がん発症の確率をわずかに高めるリスク因子」を混同していることです。専門家と称する人たちでさえ、この点が識別されていないことがあります。

そこで、ここでは「がんの発症に決定的な役割を果たす遺伝的因子」についてお話ししたいと思います。

「遺伝性のがん」には、次ページ・図表3のようなものがあります。

このうち、「家族性大腸腺腫症」は、ほぼ一〇〇パーセントの確率で大腸に数千ものポリープ（腺腫）ができ、これらのポリープから大腸がんが生じる病気です。しかし、多くの遺伝性のがんは、原因となる遺伝子に異常があったとしても、必ずしも一〇〇パーセントがんが発症するわけではありません。

たとえば、ハリウッド女優のアンジェリーナ・ジョリーさんの公表によって注目度が高まった「遺伝性乳がん・卵巣がん症候群（HBOC）」の場合、それらの原因となる「BRCA1／BRCA2」という遺伝子の異常を持っていても、生きている間に乳がん、もしくは、卵巣がんを発症する「生涯リスク」は、推定六〇～八〇パーセントというデータが報告されています。つまり、三～五人に一人はがんを発症しない可能性があるわけです。

図表3　遺伝性のがん

疾患名	原因遺伝子	がんができやすい部位
網膜芽細胞腫	RB1	網膜
Li-Fraumeni症候群	p53	骨軟部(脳・副腎など)
家族性大腸腺腫症	APC	大腸
遺伝性非腺腫性大腸がん	DNAミスマッチ修復遺伝子(MLH1,MSH2,MSH6,PMS1,PMS2)	大腸・子宮（卵巣・胃など）
Wilms腫瘍	WT1	腎臓
遺伝性乳がん・卵巣がん症候群	BRCA1,BRCA2	乳腺・卵巣
Von Hippel-Lindau病	VHL	腎臓（脳・副腎など）
多発性内分泌腫瘍症Ⅰ型	MEN1	下垂体・すい臓（内分泌）・副甲状腺
多発性内分泌腫瘍症Ⅱ型	RET	甲状腺・副腎
Cowden病	PTEN	乳腺・甲状腺・子宮など
遺伝性黒色腫	p16	皮膚（メラノサイト）

乳房や甲状腺、子宮内膜などに良性または悪性腫瘍が生じるリスクが高い「カウデン病」（多発性過誤腫症候群）に至っては、まだ不明な点も多く、がん発症の生涯リスクは一〇パーセント程度と低いのです。しかし、七五パーセント前後の人が乳房に良性腫瘍が見つかると報告されています。

この図表3の病気は、親から子供へ受け継がれるものです。親がこれらの異常遺伝子を持っていた場合は、遺伝の法則で「五〇パーセントの確率」でその子供に受け継がれます。ただし、時として細胞の突然変異によって、両親には存在しない遺伝子異常が子供にだけ生じることもあります。

「遺伝子検査」というのは、このような遺伝子異常を受け継いだかどうかを調べる検査も含んでいます。本書のプロローグで私の知り合いが尋ねた「臨床遺伝診断」も、これに当たります。

この遺伝子検査は、受けるかどうかは当然ながら個人の自由に委ねられています。検査を受けて、診断結果が「陰性」であれば、「その遺伝子を受け継いでいない」ということですから、その人が可能性を疑われた、あるいは、不安を覚えた「遺伝性のがんになる」心配はないということが確定します。

その日を境に、精神的な負担から解放されるのです。

この点が当時のメディアにはまったく理解されていませんでした。これらの遺伝性のがんに関係する遺伝子が見つかりはじめた二五年ほど前は、「将来、がんにかかる可能性があることを診断するなど、恐ろしいことだ」とマイナス面だけを強調して報じるメディアが少なくなかったのです。今でも、よくわかっていない記者が多いですが。

もし、「陽性」の結果が出た場合は、これによって「いつ、がんが発症するかもしれないという精神的ストレスを受ける生活になる」ことは、否定しません。しかし、特定遺伝子があることが明らかになったことで、これから必要に応じて定期的に検診を受けていくことにより、「がんで命を落とす」という最悪の事態を回避できる可能性が高くなると考えることができます。

優性遺伝性疾患である以上、親がその病気にかかっていれば、その子供は五〇パーセントの確率で決定因子となる遺伝子変異を受け継ぐ。これはどんなに医学が進んでも、遺伝の法則上、運命は変えられません。

ですから、このような科学的な現実を前提に、がんで命を落とさないためにはどうすればいいか、と考える視点を持つことはとても重要なのです。もちろん、「陰性」であれば、前述したように、「五〇パーセントの確率」の不安から解放されるわけです。アメリカではこうした理解が進み、遺伝性乳がん・卵巣がん症候群の遺伝子検査の一部は病院を通さなくても直接、検査会社に依頼することができるようになっています。

日本でも状況が少しずつ改善され、検査費用は六万〜二〇万円前後と、数年前よりかなり受けやすくなりました。また、がんの専門病院や大学病院には、遺伝性のがんに関する相談窓口が設けられ、カウンセリング（自費）を受けられるような整備も進んでいます。主治医やコーディネーターとともに、検査を受けるメリット、デメリットをよく話し合い、最終的にどう判断するかは患者さんとその家族に委ねられており、よく考えた末に、やはり「遺伝子検査を受けたくない」という選択をする自由も確保されているのが現状です。

酒とタバコに遺伝的な要因が加わると?

さまざまながんのリスク因子になることが知られているお酒とタバコ。ここに「遺伝的なリスク因子」が組み合わさったとき、がんのリスクはどう変わるのか。「食道がん」を例に見ていきたいと思います。

はじめに基礎知識として、お酒を飲んだときのアルコール代謝について簡単にお話しします。「アルコール」は消化管から吸収された後、肝臓のアルコール脱水素酵素(ADH)によって「アセトアルデヒド」という物質に変換されます。そのアセトアルデヒドは、アルデヒド脱水素酵素(ALDH2)によって「酢酸」(食用に使われている酢の主成分)になり、酢酸は「水」と「二酸化炭素」に分解されて体外へ排出されます。酒臭さはこのアセトアルデヒドと酢酸が影響します。

この「アルコール代謝酵素」のうち、「ADH1B1」と「ALDH2」という二つの酵素に対する遺伝子タイプの違いが食道がんに関係することが明らかになりました。先述したアセトアルデヒドは発がん物質ですので、アルコールが分解される過程でこれが多くなる人が、当然ながらがんができやすくなるのです。そして、次ページの図表4は、これらの遺伝

図表4　食道がんリスク

※遺伝的リスク　　ADH1B1・ALDH2
※生活要因リスク　喫煙・飲酒

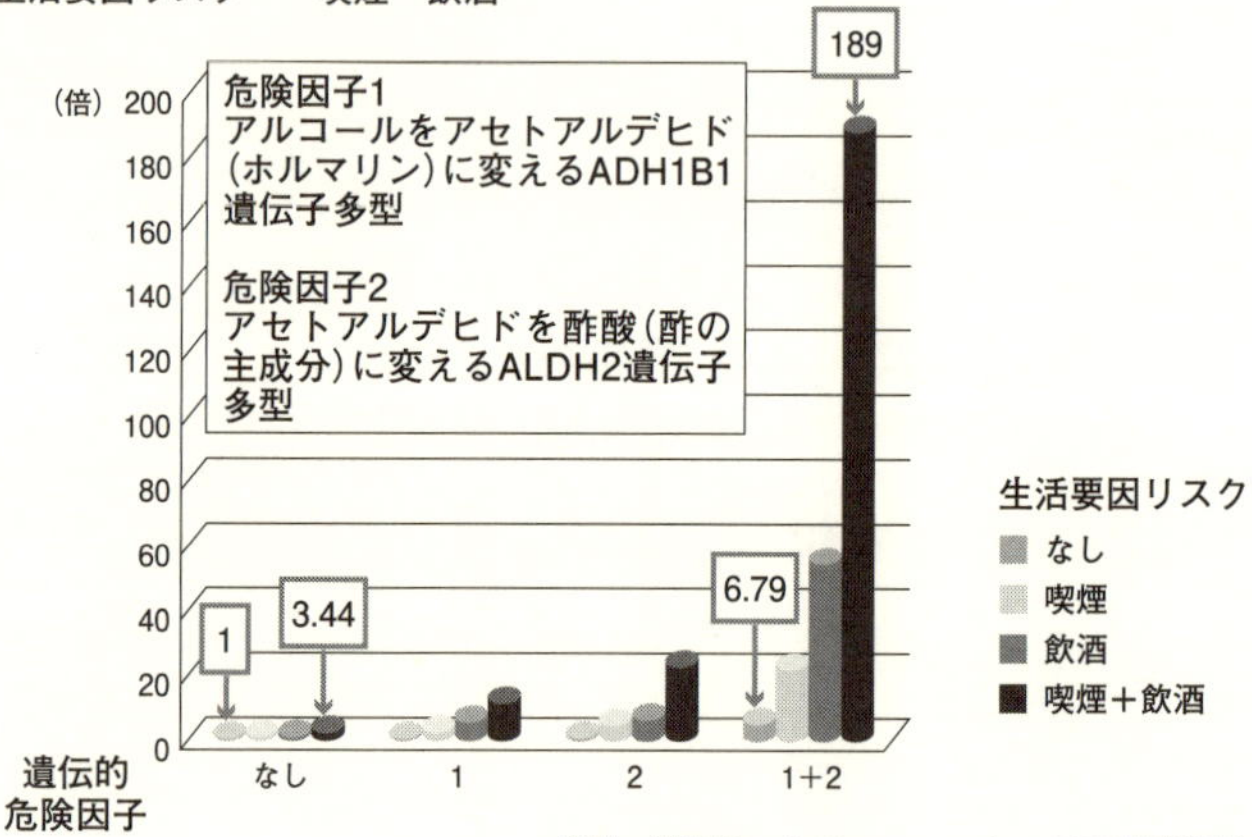

参照　（松田浩一ら、Gastroenterology 2009より改変）

子の多型（遺伝子タイプの違い）と、喫煙や飲酒の習慣を組み合わせて食道がんが生じるリスクを推測した結果です。

喫煙や飲酒の習慣がない人の場合、ADH1B1とALDH2の両方のリスクを高める遺伝子タイプを持つ場合、リスクがまったくない人と比べて食道がんを生ずる確率が六・七九倍になることを見つけました。また、遺伝子リスクはないが、喫煙し、飲酒する場合には、同じ遺伝子のリスクで喫煙・飲酒をしない（リスク因子がまったくない）人の三・四四倍高くなります。このため、食道がんは男女比が五〜六対一と、圧倒的に男性に多いがんとなっています。

そして、「食道がんに関わる二つの遺伝

子タイプを持ち、さらに飲酒も喫煙もする」という食道がんになりやすい因子が四つ揃うとどうなるのでしょうか。このグループの方たちは、食道がんリスク因子がまったくない（四つとも当てはまらない）人の一八九倍になるというデータが出ています。遺伝的なリスク因子に、生活習慣のリスク因子が加わると、がんの発症リスクは相乗的に高まることがおわかりいただけるでしょう。

ちなみに、この二つのアルコール代謝酵素に対する遺伝子タイプはどうすればわかるのでしょうか？　じつは簡単で、わざわざ遺伝子検査を受ける必要はありません。

ポイントは、お酒をまったく飲めないか、あるいは、お酒を飲んで顔に出るか否かでわかります。「お酒を飲んで顔が赤くなる」という人は要注意と考えてください。ドイツなどヨーロッパに行くと、いくらビールやワインを飲んでもまったく顔に出ない人が多く、水代わりのように平然と口にしている人たちをよく見かけますが、これは単に飲み慣れているからではなく、このアルコール代謝酵素に対する遺伝子タイプの違いです。

日本人は民族的に、顔が赤くなるタイプの人が非常に多いのです。みなさん、くれぐれも飲み過ぎないように、楽しいお酒にとどめてください。かく言う私も、いつも自分にそう言い聞かせています。本当は私のように顔が赤くなる人には強く禁煙、禁酒を勧めるべきなのでしょうが、自分ができないこと（禁酒すること）を提言しても説得力がありませんね。

肺がんリスクを高める遺伝子

現在は、ゲノム解析によって、他にも多くのがんに関わる遺伝子多型が明らかにされています。しかしそれらは、必ずしもがんを発症させるものではなく、がんのリスクを一・三倍、一・五倍程度に高めるレベルです。

たとえば、私たちのデータでは、肺がんのリスクを一・三倍ほど高める要因として「p63遺伝子」と「TERT遺伝子」の遺伝子多型（遺伝子タイプ）を見つけて報告しています。

遺伝子のなかには、がんを抑制する作用がある分子を作る遺伝子が見つかっており、代表的なものとしては私が発見した「APC遺伝子」、そして、「p53遺伝子」があります。「p63遺伝子」は、この「p53遺伝子」の親戚のような遺伝子です。

「発がんを抑える遺伝子の親戚なのに、がんリスクを高めるなんておかしくないか？」と思われた方もいらっしゃるでしょう。しかし、両親から受け継いだAPC遺伝子のいずれかに異常があり、正常な機能が果たせなくなっていると、前述した家族性大腸腺腫症になります。

そして、両親のいずれかから受け継いだp53遺伝子に異常があると「Li-Fraumeni症候群」という遺伝性のがんを引き起こします。このLi-Fraumeni症候群の場合、一〇〜二〇歳台で肉腫や白血病、リンパ腫などを引き起こします。

がん抑制遺伝子は、両親から受け継いだ二つの遺伝子の片方の働きが残っているとがんにならないブレーキの作用を果たす機能を維持できます。しかし、両方が壊れると（two-hit説＝2ヒット説と呼ばれています）、無秩序な細胞の増殖を抑えるブレーキが外れることになります。一方の機能が生まれたときから失われていると、二段階ではなく、ひとつのステップでブレーキが壊れることになり、がんが生じやすくなるのです。

したがって、「p63遺伝子」も正常な働きをもっているとがんの発症を抑制するよう作用しますが、ある遺伝子タイプではブレーキが弱くなっていてがんになりやすくなるのです。余談ですが、代表的な「p53遺伝子」が大腸がんで壊れていることを世界ではじめて見つけたのも、ジョンズ・ホプキンス大学のヴォーゲルシュタイン博士と私を含むユタ大学のチームです。一九八九年にはじめて人のがんでp53遺伝子が変異を起こしていることを証明したのです。この「p53遺伝子」をがんの治療に活かせないかと研究を重ねていた時期もありました。

また、「TERT遺伝子」は、染色体の末端にある「テロメア」と呼ばれているものの合成に関わるものです。テロメアは、加齢とともに短くなり、寿命と関係するとも言われています。ところが、正常細胞と違って、がん細胞のテロメアは長いことがわかっており、この

TERT遺伝子の働きが強まることが、がん細胞が分裂し続けることに有利に働いていると考えられています。

私たちが見つけたTERT遺伝子のあるタイプが、この遺伝子の働きを強め、肺がんを起こしやすくしていると推測しています。

そして、私たちが発表したこれらの遺伝子の肺がんリスク「一・三倍」という数字を軽視する研究者もいるのですが、考えてみてください。中国では年間の新規肺がん診断数が一〇〇万人を超えています。一・三倍の違いは一〇〇万人か、一三〇万人かの違いです。一・三倍を軽視するのは、社会全体での意味をまったく理解していない人と言えるでしょう。

こうしたさまざまな遺伝子リスクを知ったうえで、がん検診を個別化していくのも、プレシジョン医療の一つの在り方なのです。

話は少しそれますが、喫煙（能動喫煙）が肺がんリスクを四倍前後に高めていることは国際的に認知されています。受動喫煙はどのようなかたちでタバコの煙にさらされているかによって評価は難しいところですが、科学的にはリスクがないと考えるには無理があるでしょう。日本の禁煙対策、リスク診断、がん検診率の向上による早期発見は、まだまだこれからです。

遺伝子異常の数は、がんによってどう違う?

がんは細胞の複数の遺伝子に異常が重なって生じる病気です。では、異常を起こしている遺伝子の数は、がんの種類によってどのような違いがあると思いますか?

次ページの図表5はそれを示したものです。たとえば、「乳がん」と「肺扁平上皮がん」では一桁も違います。また、一般的に子供に発症するがん(小児がん)では「遺伝子変異数は少ない」傾向があります。

がんのなかでもっとも遺伝子異常が多いのは、悪性黒色腫(メラノーマ)という皮膚がんです。これは、日光、とくに紫外線によるダメージの影響が大きいからです。紫外線がDNAにダメージを与えることはすでに科学的に明らかになっています。

少し専門的になりますが、遺伝暗号のT(チミン)が二つ以上ならんでいる部分に紫外線が当たると、チミンダイマーという隣り合わせのTの間に異常な結合が生じます。通常、私たちの身体は細胞のなかでこうした異常が起きても随時、修復を繰り返しているのですが、このダイマー形成が多いと修復作業が追いつかなくなり、がん化するのです。

また、日光への過敏な反応を起こしやすい「色素性乾皮症」の患者さんは、遺伝子異常を修復する機能が低下しているために「皮膚がん」の発生リスクが非常に高くなることが数十

図表5　がん種ごとの遺伝子異常の数

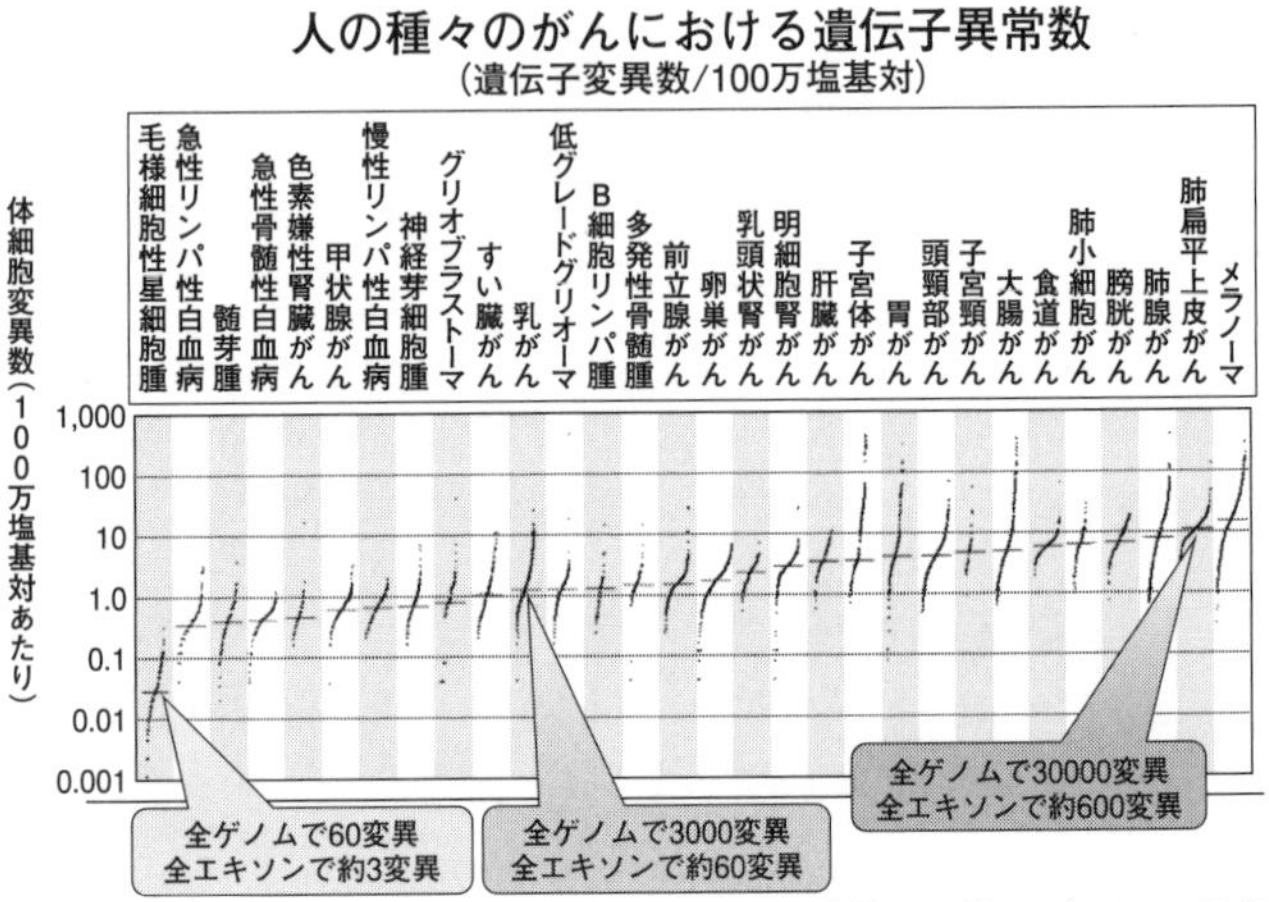

参照　MITグループ、Nature 2013

年前に証明されています。

たとえば、過度に日光浴を楽しんだり、日焼けサロンに通うのが趣味という人（今は、DNAが傷つきにくい光が利用されているようですが）も、皮膚がんのリスクを高める行為をしていることになるわけです。健康的な小麦色の肌を求めた結果、がんになって健康を損ねては本末転倒ですね。日差しのきつい日中に外出する際には日焼け止めを利用して、必要以上の日焼けは避けるほうが得策です。

再び図表5に目を向けてください。「メラノーマ」に次いで遺伝子異常が多いがんは、「肺扁平上皮がん」「肺腺がん」「膀胱がん」「肺小細胞がん」「食道がん」と続きます。これらのがんの多くは、いずれも先にお話しした喫煙や飲酒がリスク要因として知られており、これらの生活習慣が多くのDNAに損傷を与えていると考えられます。

また、同じ種類のがんにかかっている人でも、患者さんごとに違いを見ると、遺伝子変異の数は、一～二桁違っていることも少なくありません。「同じ肺扁平上皮がんでも、抗がん剤や放射線の効き方が人によって違う」というのは、がん細胞レベルで見ると、人それぞれ異常を起こしている遺伝子の種類や数に大きな差があり、がん細胞の顔つき（性質）がまったく違うからなのです。

また、「大腸がん」や「子宮体がん」には、極端に遺伝子変異数の多いタイプが存在します。これは、DNAについた損傷を修復する遺伝子の一種である「DNAミスマッチ修復遺伝子」に異常があるケースが多いことが知られています。「DNAミスマッチ修復遺伝子」は複数ありますが、これらの遺伝子のいずれかに遺伝的に異常がある場合は、「遺伝性非腺腫性大腸がん」と呼ばれる若くしてがんが発症する遺伝性の疾患にかかります。もっともがんが多発する部位は、大腸、子宮ですが、日本人では胃がんも多いことが知られています。

国（エリアや民族）による遺伝子異常の違い

がんの種類によって遺伝子変異の数がどう違うのか。次は、国ごとに比較したデータを見てみましょう。

アメリカの大腸がんのデータを見ると、「ＡＰＣ」が六七パーセント、「ｐ53」が五一パーセント、「ＫＲＡＳ」が一九パーセントという頻度で遺伝子異常が見つかっています。「ＡＰＣ」「ｐ53」遺伝子は、私たちが二〇年以上前に調べたデータとほぼ同じ数値ですが、「ＫＲＡＳ」遺伝子異常の頻度は半分ほどになっています。

中国の大腸がんのデータでは、「ＡＰＣ」が四三パーセント、「ｐ53」が三六パーセント、「ＫＲＡＳ」が一二パーセントで、私の感覚ではかなり少ないように感じます。

がんの遺伝子異常を調べる場合、もちろん、民族差はあるのですが、がん組織内にはがん細胞以外の細胞、たとえば、免疫系の細胞、血管細胞、線維芽細胞などがたくさんあり、がん細胞の割合が少ないとがんの遺伝子異常が見落とされてしまいます。中国のデータは、この影響が大きいのではと推測しています。

また、日本、アメリカ、中国の肝臓がんでは、「ｐ53」の遺伝子異常がもっとも高頻度で三〇〜四〇パーセント。がんがどのように発症したのか、その背景によっても遺伝子の異常に違いが出てくることが考えられるのです。

そして、「ｐ53」遺伝子は、多くのがんでもっとも高頻度に異常が見つかる遺伝子であることが、報告されているデータからもわかります。その一方で、「ＡＰＣ」遺伝子のように大腸がんでは六〇〜七〇パーセントと非常に頻度が高く、他のがんではほとんど異常が見つからないような遺伝子もあります。ただし、一部のがんでは大腸がんほど高頻度ではないものの、一〇パーセント以下の頻度で見つかっているという報告もあり、胆管がんでは四〜八パーセント、子宮体がん一〇パーセント、胃がん五〜一〇パーセント、すい臓がんと前立腺がんで数パーセントと報告されています。

このようにがんの種類や、個々の患者さんによって遺伝子異常は大きな違いがあることが遺伝子解析によって明らかになり、そのデータをもとに治療法を選択するというプレシジョン医療の時代に入りつつあるのです。

第二章　ゲノム解析が進んだ恩恵

血液型も耳垢のタイプも遺伝子で決まっている

プレシジョン医療によってがんの検査や治療はどう変わってくるのか。それはもう少し先に預けることにして、第二章では「遺伝子解析」の技術が進歩した結果、どんなことができるようになったのかを中心にご紹介したいと思います。

遺伝子を調べることでわかるのは、「がん」だけではありません。たとえば、血液型。第一章で触れたオバマ氏の演説のなかでも登場しましたが、みなさんは当たり前のように自分の血液型を知っていますよね。あの血液型検査も、じつは血液中の赤血球の表面にある分子の糖鎖のつき方の違いを判定しているのです。

血液型として一般的に知られているのはＡＢＯ型ですが、このほかにもＲｈ型を耳にされたこともあると思います。これらに加え、ＭＮＳｓ型、ルセラン型、ケル型、ルイス型など多数の血液型が見つけられています。骨髄移植の際によく取り上げられるヒト白血球型抗原(Human Leukocyte Antigen＝ＨＬＡ）も、血液型の一種と言えます。

ただし、輸血の際に重篤な問題が起こるために重要視されているのが、ＡＢＯとＲｈなので、この二つがよく知られているのです。Ｒｈマイナス型は日本人には二〇〇人に一人しかいません。とくに血液型がＡＢでＲｈマイナスとなると約二〇〇〇人に一人となるので、この血液型の方が手術で急に大量の出血をしたり、出血を伴う外傷を負った際には、輸血の確保が難しくなります。

ABO式の血液型の場合、一般的には、A型、B型、O型、AB型と判定されていますが、遺伝子レベルでは、A型はAA型とAO型、B型はBB型とBO型に区別されます。O型はOO型、AB型は遺伝子レベルでもAB型です。A型とB型の両親からO型の子供が生まれることを不思議に思われる方がいるかもしれませんが、遺伝子レベルでAO型とBO型の組み合わせであれば、両親からそれぞれO型遺伝子を受け継ぐと考えると科学的に簡単に説明できます。

かつて、AB型の母親とO型の父親からAB型の子供が生まれたケースがあり、母親に道徳的な疑義がかかりました。しかし、遺伝子で調べた結果、お母さんの一方の染色体にA型とB型の遺伝子が存在しているという非常にまれなケースであることが証明されました。というのも、普通は一つの染色体にはA型、B型、O型のいずれかの遺伝子一つしかありませんが、この女性の場合、一つの染色体にAとBの二つの遺伝子が存在していたのです。A型とB型の遺伝子が一緒に子供に伝えられたため、O型とAB型からAB型の子供が生まれるということが起こりました。不思議なことですが、科学的に証明することができたのです。

また、これまで「体質」や「家系」と考えられていたものも、じつは遺伝暗号のわずかな違いであると科学的に説明されるようになってきました。意外なところでは、耳垢のタイプです。耳垢には二種類のタイプ（乾いているドライタイプと湿っているウエットタイプ）があります。日本人や北アジア人には、ドライタイプの人の割合が多いのです。

ドライタイプの人は、耳かきをすると薄黄色の乾燥した耳垢が取れますが、あれは科学的には耳の中の細胞が新陳代謝を繰り返すことで堆積した「死んだ皮膚細胞」です。一方のウエットタイプの人は、焦げ茶色のベトッと湿った耳垢が耳かきや綿棒にくっついてきます。これは、堆積している死んだ皮膚細胞に、耳の中の分泌腺から出る分泌液が混じるためです。水泳の後や入浴後に耳に水が入ったために、湿った耳垢が取れることがありますが、これは、そのベチョベチョ感とは違います。

この二つの耳垢のタイプの違いは、ある遺伝子のほんのわずかな違いによって、生まれつき決まっているものです。日本人に多いのはドライタイプで、七〜八割の人がこちらに該当します。残る二〜三割がウエットタイプになりますが、北海道や沖縄には、本州に比べてウエットタイプの耳垢の人が多いという地域的な統計データもすでに出ています。

日本人はドライタイプが優勢ですが、ヨーロッパやアフリカ系の民族は、ほとんどがウエットタイプです。ヒトだけでなく他の哺乳類に関して調べたデータもあり、なんと、ネズミ以外の哺乳類は、すべてウエットタイプの耳垢であることがわかったのです。

哺乳類は、ウエットタイプの耳垢の動物のほうが多数派であることから、人間のルーツを辿ると、もともとヒトはウエットタイプの耳垢だったのが、あるとき、突然変異が起こり、ドライタイプの耳垢のヒトが誕生したのではないかと考えられています。研究者の間では、それがいつごろなのか、どのあたりで起きたのかもある程度は推測がついており、現時点では、今から二〜三万年前にロシアのバイカル湖の周辺だったのではないかという説が有力です。

ちなみに、耳垢のタイプを決める遺伝子は「ABCC11遺伝子」です。ABCC11は細胞内から分泌液を出す役割のあることで知られています。長崎大学の新川詔夫《にいかわのりお》教授のグループが長年注目して研究に取り組んでいました。私のグループは最終的な遺伝子解析をお手伝いして、二〇〇六年に「Nature Genetics」誌にわずか一つの遺伝暗号の違いで、分泌作用をなくした遺伝子となり、分泌液が出なくなるため、耳垢がドライタイプになることを報告しました。ドライタイプの人とウエットタイプの人で細胞内に投与した物質の排出量を調べてみると、ウエットタイプのほうが「排出能力が高い」と報告した論文も発表されています。その物質が薬剤の場合、ドライタイプとウエットタイプの人ではその薬剤が体内にとどまる時間や副作用の出方に違いが出てくる可能性があります。

「原因不明」の副作用も「謎」ではない時代に

遺伝子解析の結果が、すでに臨床の場に活かされているケースもご紹介しましょう。二一世紀に移ったころまで「原因不明」と考えられてきた特異的な薬剤によるアレルギーも、じつは患者が「ある遺伝子」を持っていることが原因で起こることがわかってきたのです。

みなさんは、「スティーブンス・ジョンソン症候群」という病名を聞いたことがありますか？

別名「皮膚粘膜眼症候群」と呼ばれ、現在も難病指定されている非常に重篤なアレルギー疾患です。発症すれば、高熱や全身の倦怠感とともに、眼や鼻の中、唇などのやわらかい皮膚粘膜がただれ、全身に赤い斑点や水ぶくれが多発するというやっかいな症状が現れます。

一五年ほど前までは、いったいなぜこのようなアレルギーが発症するのかまったく原因がわからず、予防する手立てがありませんでした。それが、遺伝子解析によって「ある遺伝子」を持った人が特定の薬を服用することがきっかけで非常に強い自己免疫反応を起こし、皮膚や粘膜を中心とする症状が出現することがわかったのです。このような強いアレルギー症状を起こす薬剤は特別なものではなく、風邪薬や鎮痛薬など、だれでも手軽に買うことができる市販薬に含まれているものもあります。できるだけ多くの方に知っていただきたいので、ここでくわしく触れたいと思います。

スティーブンス・ジョンソン症候群は、発症しやすい性別や年齢などの傾向はなく、乳幼児から高齢者まで男女関係なく、だれでも突然に発症する可能性があります。先ほどお話ししたように、身体のやわらかい皮膚粘膜に、水疱や赤い斑点などの初期症状が現れると、その後は全身に広がっていくのが特徴で、水疱はすぐに破れて赤くただれた状態になり、出血や激痛を伴ってきます。非常に重篤なケースでは、まるで、全身に火傷を負ったような症状となります。

治療に用いられるのは、ステロイドホルモンなどです。発症した人の多くはそれで回復しますが、火傷のあとのようにケロイド状になったり、鼻から喉にかけての炎症が長引いていたために、息苦しいなどの症状が後遺症として残ることもあります。また、視力が失われるケースも少なくありません。発症した人の約三〜四人に一人は重篤な状態になり、命を落としてしまいます。

これまで日本の医療現場では、スティーブンス・ジョンソン症候群を発症した患者の調査によって、厚生労働省には「どんな薬剤を服用した後に、身体に異変が起きたのか」という情報が収集されていました。その薬剤は、抗生物質や解熱鎮痛消炎剤、てんかん治療薬、風邪薬、痛風治療薬など非常に幅広く、病院からの処方薬だけでなく、ドラッグストアで手軽に買える市販薬も含まれているのです。

日本では、副作用が起こったあとの救済策は取られてきましたが、根本的な原因究明に関する取り組みはなされてきませんでした。今でも、ほぼ原因究明に対しては無策で、国としての対応は、それらの薬剤の添付文書に「副作用の例」として注意を表記するだけでした。

ところが、二一世紀になって状況が一変する出来事が起きました。

台湾で「あるニュース」が報じられ、世界中に大きな衝撃を与えたのです。それは、「カルバマゼピンというてんかん治療薬を服用後にスティーブンス・ジョンソン症候群を発症した患者を調べたところ、全員『HLA-B*15:02』というＨＬＡ（前述した白血球の型）を持っていた」というものでした。

時は二〇〇三年。ちょうどヒトの全ゲノム解析が終了したのと同じころで、私たちは台湾で発表された「HLA-B*15:02」という白血球型タイプを調べました。しかし、この白血球型は日本人には少ない遺伝子タイプであり、このＨＬＡ型だけでは日本人のカルバマゼピンによるスティーブンス・ジョンソン症候群の発症が説明できませんでした。

私はそのころ、理化学研究所・ゲノム医科学研究センターでセンター長を務めていたことから、皮膚科の医師たちと連携をして、日本人はどの型の遺伝子を持った人がこのてんかん治療薬を服用すると薬疹が現れるのかという研究を行いました。すると、日本人では台湾で報じられた遺伝子とは別の「HLA-A*31:01」という白血球型を持った人に発症しやすいことが判明しました。

その後、てんかん治療薬の他に、「アロプリノール」という痛風治療薬で発症する薬疹にも、じつは「特定の白血球型」が関係していることが報告されました。

世界でもいち早く薬疹に関係する遺伝子を特定した台湾では、患者さんがてんかんや痛風で「カルバマゼピン」と「アロプリノール」を使用する場合には、あらかじめ遺伝子検査を受けてから治療に入る体制が整っています。もちろん、政府が保険でこの検査費用をカバーします。タイでも、あるＨＩＶ治療薬（ネビラピン）を投与する前に、白血球型を調べる検査が実施されています。これは理化学研究所とタイの研究グループが明らかにした結果を応用したものです。

ところが日本では、この二剤に関していまだに何の対策も取られていないのが現状です。法整備もなされておらず、完全に海外諸国から遅れをとってしまっているのです。技術的には、遺伝子解析ができる段階まで来ているというのに、非常に残念でなりません。

次ページの図表６にまとめたのは、ある特定の遺伝子（ＨＬＡ）を持つ患者さんに投与すると、非常に高い確率でスティーブンス・ジョンソン症候群を含む重症型の薬疹が発症することが明らかになっている薬剤と、それに関連することが判明している遺伝子（白血球型）

図表6　重症型の薬疹が発症することが明らかになっている薬剤とその遺伝子

アバカビル	抗HIV薬	HLA-B*57:01
カルバマゼピン	てんかん治療薬	HLA-A*31:01
カルバマゼピン	てんかん治療薬	HLA-B*15:02
オクスカルバゼピン	てんかん治療薬	HLA-B*15:02
フェニトイン	てんかん治療薬	HLA-B*15:02
ネビラピン	抗HIV薬	HLA-B*35:05
アロプリノール	痛風（高尿酸血症）治療薬	HLA-B*58:01
フェノバルビタール	てんかん治療薬	HLA-B*51:01

です。

また、これらのてんかん・痛風薬だけではなく、遺伝子解析の専門家の間では、風邪薬の処方薬や市販薬に含まれる「ロキソプロフェン」「アセトアミノフェン」「ジクロフェナク」などによる薬疹も、特定の白血球型が関係している可能性が高いとみられています。

医学論文では、これまで薬疹が遺伝する可能性があることを示すデータはほとんど報告されていません。それは当然で、同じ薬剤が二〇年、三〇年と長期に市販され、親子で同じ病気にかかったときに、同じ薬剤（処方薬や市販薬）を服用するというケースが少ないからです。しかし、このような関連が明らかになったことから、親が、ある薬剤でアレルギー症状を示した場合には、お子さんが同じ薬剤を服用すると五〇パーセントの確率で同じことが起こる可能性があり、要注意です。

「私は三〇年以上ホームドクターをしているが、親子で起こった例など見たことがない。遺伝的であるはずがない」と否定的な発言をする医師もいるようですが、これは単に遺伝学的な観点から診ていないだけに過ぎないと感じます。

遺伝子（ＨＬＡ）は親から子へ五〇パーセントの確率で受け継がれるものです。おそらく今後は、薬剤も長期で使用される商品が増えていくでしょう。そのときに、こうした重篤な副作用の発症を防ぐためにも、ここでお話ししたような知識は医療関係者だけでなく、一般の方も広く知っておくべきだと思います。大人だけでなく、学校教育の場で子供たちにも教えることで、「常識」にしていく必要があるのではないでしょうか。

なお、これらの遺伝子を調べる検査は、一度受けて調べておけば、その人が生涯使える解析データです。手軽で便利な市販薬を飲んで、命を落としてしまうという不幸が起きないように、日本でも台湾のような検査体制の整備を一日も早く進めてほしいと願うばかりです。

社会で活用されている「遺伝子診断」

遺伝子（ＤＮＡ）診断は、病気に限らず、社会のさまざまな場所でも活用されています。ここでは代表的なものを三つご紹介します。

① 容疑者の特定

最近は、法医学教室や科学捜査をテーマにしたテレビドラマの人気が高いので、次のような検査を、ドラマのワンシーンとして記憶している方が多いかもしれません。

たとえば、ある事件の容疑者の衣服に、微量の血痕が残っていた場合、それが被害者のものなのかを遺伝子検査で調べて犯行の証拠とするものです。DNA指紋（フィンガープリント）と呼ばれるものがこれに相当します。

法医学的分野での遺伝子検査の目的は大きく分けて二つ。一つは「親子鑑定」。もう一つは「異同識別」と言って、文字通り「異なっているのか、同じものなのか」を調べる検査です。容疑者の特定には、この「異同識別」が行われます。

また、レイプ事件などの性犯罪の場合は、被害者の衣服や身体などに加害者の体液が残っていることが少なくありません。わずかでも加害者の体液が残っていれば、その遺伝子を調べることで犯人の特定ができるのです。たとえ犯人が複数犯であっても、人間の遺伝子は一人一人異なるので、現在の科学技術であれば、体液を正確に鑑別してすべての容疑者を特定することが可能になっています。

②遺体の身元確認

ＤＮＡ検査が利用されるのは、生きている人に対してばかりではありません。法医学的検査として大切な役割を担っているのが「遺体の身元確認」です。

事件や事故が起きた現場に、健康保険証や免許証、クレジットカードなど、本人とわかる所持品がない。あるいは、遺体の状態が生前の顔を認識できるような状態にないとしても、ヘアブラシに残った毛髪や、タバコの吸い殻など、本人のＤＮＡを特定できるサンプル（試料）がどこかに残っていれば、「異同識別」をすることで身元の確認をすることができます。

また、災害時にもゲノム診断は大きな力を発揮します。アメリカで二〇〇一年九月一一日に起きた「同時多発テロ事件」の際にも、このＤＮＡ指紋鑑定が活躍しました。

私が父母由来の染色体（ＤＮＡ）を区別することができる「ＶＮＴＲマーカー」を発表したのは一九八七年。もともとは、染色体地図を作るためにアメリカで見つけ出したマーカーで、当時は遺伝病の原因遺伝子を特定するために研究していたのです。このマーカーを見つける方法のヒントは、八五年にアレック・ジェフリーズらが「Nature」誌に報告したミニサテライトＤＮＡにありました。彼らの方法でも、非常に多様な遺伝子の違いがわかり、ＤＮＡ指紋としてスコットランドヤード（イギリスの警察）が犯罪捜査に利用しはじめました。しかし、実験条件によって結果が多少異なることがあり、犯罪の証拠として利用することについては疑問視する意見がありました。そこで、米国FBIは私のVNTRを採用しはじめたのです。もちろん、これらの犯罪捜査の延長線上に、遺体の身元確認としてDNA指紋鑑定が使われるようになったのです。

③ 出生前診断

「近い将来、子供を持ちたい」「妊娠がわかった」という人たちにとって、より身近な問題の一つとなっているのが「出生前診断」でしょう。妊婦の血液を調べれば、お腹の子がダウン症（ダウン症候群）なのか（になるのか）がわかる胎児期の診断や受精卵の診断は、命の選別にもつながることから、社会全体が真剣に考えるべき大きなテーマです。

とくに従来は妊婦から羊水を採取して調べなければわからなかったのですが、二〇一三年に「新型出生前診断（胎児の染色体異常検査／NIPT）」が登場して、母体血で胎児の染色体異常などの検査が行えるようになりました。子宮に針を挿して羊水を得る必要がないため、胎児へのリスクがなく、より安全に検査を受けることができるため、この検査を受ける妊婦が急増したのです。

ダウン症候群は染色体数の異常によって起こる病気です。私たちの身体は、通常四六本の染色体（二二対の染色体と一対の性染色体）を持っています。このうち二一番の染色体が何らかの仕組みによって一本、もしくは一部分が多い場合（正常では二個分が三個分になります＝第二一染色体のトリソミー）に「ダウン症候群」が発症します。

話は少しそれますが、日本では遺伝子変異、染色体異常で起こる遺伝性・先天性疾患という呼び方がされています。私は、以前から遺伝子変異の「変異」という呼び方に違和感がありました。

「変異」は、文字通り「変に異なっている」というニュアンスが強く、おかしなものを受け継いでいるとの印象を与えてしまうのではないでしょうか。がん細胞内で起こった遺伝子の変化を変異と呼ぶのは仕方がない側面はありますが、遺伝的なものや先天的なものは、「遺伝的多様性あるいは多型」と呼べば、お互いが違っていても、尊厳をもって接する多様性の教育に役立つのではと思います。

背が高い低いも遺伝的な影響が大きいのはよく知られていますが、これで差別的なことはほとんどありません。これと同じように、持って生まれたものを多様性の一種と教える必要があると思います。

「遺伝子多型」とは、同じ生物種の集団のなかに遺伝子型の異なる個体が存在すること、遺伝子を構成しているＤＮＡの配列の個体差のことを言います。ですから、ここまでお話ししてきた先天的な（生まれたときから持っている）「遺伝子変異」「染色体数異常」に対しては、広い意味で「遺伝子多型」と理解して欲しいものです。

私は、日米で四〇年近く「ゲノムの多様性」について研究を続け、そのなかで先天性の病気も、遺伝性の病気も、すべて「人間の多様性」としてとらえる教育の重要性も訴えてきました。

しかし、日本の中学や高校の教育は、「遺伝」や「遺伝子」と、「遺伝病」の関係に触れることは、むしろタブーとされているように感じます。欧米の遺伝学教育と比べると、日本のその方針はあまりにお粗末で、差別を生むことを前提に、臭いものにフタをしているようにすら見えるのです。差別がいかに理不尽なものであるか。それを科学的な視点を持って広く知ってもらうことで解消しようという国を挙げた取り組みは、現在もなされていません。これも、日本にしっかりとした遺伝学教育がなかった（できなかった）弊害なのかもしれません。

話をダウン症に戻しましょう。

ダウン症候群の子供が生まれる頻度は、母親の出産年齢によって大きく異なり、高齢になるほど上昇します。二〇歳では約一七〇〇出産に一例であるのに対して、三〇歳では約九五〇出産に一例に。四〇歳では約一〇〇出産に一例、四九歳では約一〇出産に一例と推測されています。

ダウン症候群に限らず、すべての染色体異常を含めると、二〇歳では約五〇〇分の一、三〇歳では約四〇〇分の一、四〇歳を過ぎると約六〇〜七〇分の一、四九歳になると約八分の一と、高齢になるほど染色体数の異常を持った子供の生まれる確率は高くなるのです。また、父親の年齢が高齢になるほど精子のDNAにも突然変異が増えてくるので、両親には存在しない先天性の病気を持つ子が生まれるケースが増えてくることも報告されています。

日本産科婦人科学会のガイドラインでは、「三五歳以上の妊婦は自費でこの母体血検査を受けることができる」と定め、その検査が受けられる施設も限定していましたが、実際は、町中にある自費診療のクリニックを受診すれば、妊婦の年齢にかかわらず簡単にこの検査を受けることができ、三五歳未満の妊婦でも受けているのが現状です。学会のガイドラインが有名無実化されている実情でいいのかどうか、はなはだ疑問に思います（註：日本産科婦人科学会は、二〇一九年六月にガイドラインを改訂する予定でしたが、ほかの学会などの反対が強く、厚生労働省内に委員会が設けられて再検討することになりました）。

これからの社会の課題として考えていくためにも、私は「遺伝的多様性」の教育をすべきだと考えています。病気を含めてお互いの個性としての多様性を理解し、お互いを尊重する社会にしていくには、こうした教育が不可欠です。残念ながら、いくら私が訴え続けても、「暖簾に腕押し」状態なのですが、本書を通じて一人でも多くの方がこうした現状を知り、考えていただける機会になればうれしく思います。

エイズ治療薬の開発にも

細菌やウイルスが原因の感染症にも、じつは、さまざまなかたちで遺伝子多型・ゲノムの違いがかかわっています。たとえば、かつては「死の病」と恐れられたエイズ（ＡＩＤＳ）。この治療薬の開発にも、ゲノム解析が役立てられているのをご存知でしょうか。

現在、エイズ治療薬は「抗ＨＩＶ薬」と呼ばれる内服薬が複数あり、これらを組み合わせて使用することで、「不治の病」から「長くうまく付き合っていく慢性疾患」のような認識に変わっています。治療薬にエイズウイルス自体を死滅させる効果があるわけではないものの、エイズウイルスの増殖を抑える作用がある抗ＨＩＶ薬を毎日欠かさず服用することで、高い治療効果が得られるようになったのです。

「エイズ＝死」という病気のイメージが一変したのは、ＨＩＶウイルス自体の作り出す酵素の働きを阻害する薬剤や、「ＣＣＲ５」という人の細胞に存在する受容体にふたをしてＨＩＶウイルスが細胞の中に入り込めなくする薬が開発されたことが大きいのです。

「ＣＣＲ５」という受容体がＨＩＶウイルスの感染に重要なことは、エイズの原因であるＨＩＶ感染症にかかりにくい人たち――エイズ患者とホモセクシャルな関係にあった人や、同じ注射器を使いまわしていてもエイズ感染症が起こらなかった人たちとＨＩＶ感染患者の遺伝子を比較することで発見されたものです。この研究に携わっていたのは、当時、アメリカ国立がん研究所（ＮＣＩ）に在籍していた私の知人でもあるマイケル・ディーン博士です。

ＨＩＶウイルスは、人の細胞に入り込み、その細胞内にある道具（人の細胞の中にあるタンパク質）を勝手に使って増殖していくタイプのウイルスです。ディーン博士は、遺伝子を比較した結果、ＨＩＶ感染症にかかりにくい人たちには「ＣＣＲ５」という受容体に共通の特徴があることを発見しました。ＣＣＲ５遺伝子の一部が欠けていて、ＣＣＲ５がうまく作れず、そのためにＨＩＶウイルスが人の細胞のなかに入り込めず、感染しないことがわかったのです。その発見がＣＣＲ５にふたをする抗ＨＩＶ薬の開発につながったのです。こうした治療薬の進歩によって、エイズは「発症しても、きちんと治療をすれば、命を落とすことが少ない」慢性疾患のような認識に変わっていったのです。

「ゲノム編集」という手法で、受精卵の遺伝子を操作した子供が中国で生まれたことが話題になりましたが、このゲノム編集を行った対象遺伝子がこのＣＣＲ５遺伝子です。親が、子供がＨＩＶ感染を起こさないことを願って、このＨＩＶウイルスにかかりにくいタイプのＣ

CR5遺伝子に作りかえるように依頼したのです。私は受精卵を操作するゲノム編集には反対です。HIV感染症は薬剤でコントロールできる病気ですし、ゲノム編集が本当に他の遺伝子に影響がないかどうかも疑問視されています。生命科学研究には超えてはならない一線があると思います。

そして、エイズに限らず、さまざまな感染症は、「感染症にかかりにくい人」「感染症にかかりやすい人」の両者の遺伝子解析をして比較することが、新しい治療薬の開発・誕生につながってくると思います。

効かないホルモン治療薬を飲んでいる？

遺伝子解析によって新たな科学的事実が明らかとなり、それを調べる検査技術もあるのに、それが治療現場でうまく応用されていないケースもあります。少しの努力で、患者さんの予後の改善につながるにもかかわらず、それが実用化されないもどかしさを覚えます。

たとえば、乳がん治療薬である「タモキシフェン」というホルモン内服薬については、以下のようなことがわかっています。

乳がんの約八割は、がん細胞の増殖に女性ホルモンが大きく関わっています。女性ホルモンとその受容体は「鍵」と「鍵穴」の関係にあり、両者が結合するとがん細胞に分裂を起こ

図表7　タモキシフェンとエンドキシフェン

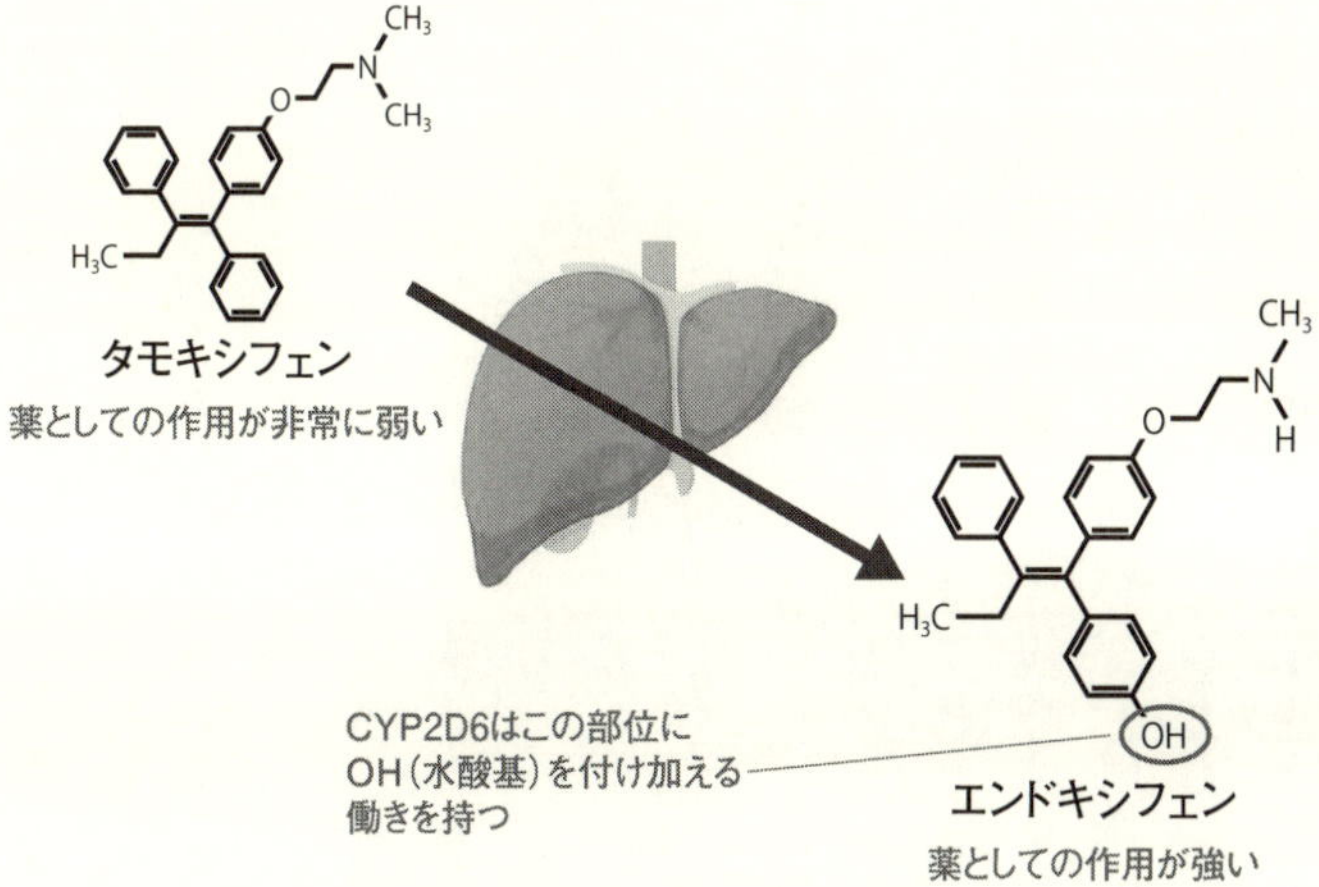

タモキシフェン（乳がん治療薬）は体内で変化を受けて薬としての作用を持つ

すよう命令を出します。この仕組みが、ホルモン受容体陽性の乳がん細胞が増殖するうえで重要な要因です。

「タモキシフェン」は、受容体と結合しますが、女性ホルモンの持つ細胞を増やす役割は果たせません。したがって受容体の働きを抑え、がん細胞の分裂命令を阻止する作用があります。ただし、その作用を得る方法は少し複雑で、内服した成分のままでは十分に機能しません。患者さんの体内でもうワンステップ「ある作業」が必要なのです。

内服したタモキシフェンは、肝臓細胞内の「CYP2D6」と呼ばれる薬剤代謝酵素によって、「エンドキシフェン」という物質に変化し、そこではじめて治療薬としての効果を発揮します（図表7）。エンドキシフェンの「がん細胞の分裂を阻止する」作用は、タモキシフェンより一〇〇倍も強いことがわかっています。すなわち、患者さん自身がおくすりの素（タモキシフェン）を飲み、自分の体内で効果的な治療薬（エンドキシフェン）に作り替えているわけです。

ところが、乳がんの患者さんを調べてみると、ＣＹＰ２Ｄ６という酵素の遺伝子暗号が違っていて、エンドキシフェンを作る働きの弱い人がいることがわかってきました。この酵素の働きが弱いために、タモキシフェンを飲んでも、肝臓でうまくエンドキシフェンに変換することができない人が、日本人を含むアジア人には約二割いるのです。その人たちは、タモキシフェンを飲んでも、有効成分を作り出すことができず、治療効果がほとんど得られていなかったということになります。

この酵素の遺伝子の違いを、先述したように「遺伝子多型」といいますが、それに当てはまるかどうかは、遺伝子検査をすればわかります。

この際の遺伝子検査は、がん治療で行われる遺伝子検査とは違って、一生に一度受ければ済むものです。薬疹のお話のときと同様に、子供のうちに検査を受けておけば、そのデータはその人が生涯にわたって使えます。治療に関係する遺伝子・ゲノム情報は、がんに限らず、さまざまな病気が見つかったときに活用することができ、その人にとって最適な治療を受けることができる重要な情報となります。医療は今、そのような時代に変わりつつあるのです。

それにもかかわらず、乳がんの患者さんのなかには、調べればわかる必要な検査が行われないまま、何も知らずに五年、一〇年とまったく効果が期待できないタモキシフェンを飲み続けている人がいるのです。

実際に、タモキシフェンの内服治療だけ（抗がん剤治療も一緒に受けている患者さんは除く）を受けている乳がんの患者さんで、効率よくエンドキシフェンに変換できる人と、この酵素の働きが弱い人、もしくはこの酵素がまったく働いていない人とで、その治療効果を比較してみたところ、後者のほうが「明らかに再発率が高い」という結果が出ました。

私の研究室に在籍していた前佛《ぜんぶつ》均《ひとし》氏（現・がん研究会　がんプレシジョン医療研究センター）は、この酵素の働きが下がっていると考えられる遺伝子多型を持つ人には、タモキシフェンの内服量を通常の一・五倍に増やせば、効率よくエンドキシフェンに変換できる人と同じだけのエンドキシフェンができるというデータを報告しています。

ただし、この酵素の働きがまったくない遺伝子多型だった人は、残念ながらエンドキシフェンは低値であり、早急に別の治療薬に切り替える必要があります。

これは、遺伝子を専門に研究する医師（薬理遺伝学研究者）の間ではすでに常識なのですが、臨床現場は忙しすぎるのか、実際に患者さんの治療に当たっている乳腺外科の医師たちにはこのような情報は一向に拡がらず、いまだにその事実を知らずに診療を続けている医師が少なくありません。

乳がんの患者さんには非常に勉強熱心な方も多いです。自分で調べてその事実を知り、もしかしたら自分がその二割に当てはまるのではないのかと不安に駆られて主治医に相談しても、「聞く耳を持ってくれない」「『それなら、もうウチへ来なくていい』と言われた」と、途方に暮れた相談メールを私はときどき受けることがあります。

これからは、こうした遺伝子に関係する新しい情報は、医療従事者も患者さんも双方が知っておくべきではないでしょうか。

厚労省の残念な体質

そして、このタモキシフェンと肝臓の酵素「CYP2D6」遺伝子に関する対応が遅れているのは、少し前に起きた「ある論争」が影響している可能性があります。

タモキシフェンと肝臓の酵素（CYP2D6）遺伝子多型が関係していることがはじめて報告されたあと、世界中の多くの研究者が、この酵素の働きの強さ（遺伝子多型）と乳がんの再発率に関係があるかどうかを調べました。

「酵素の働きが弱いと、エンドキシフェンへの変換量が少なくなるため、再発率は高くなるはずである」

この点に関しては、ほとんどの研究者が合意していたと思っていたのですが、それにもかかわらず、最終的な調査結果は、CYP2D6遺伝子多型が「再発に関係する」イエス派と、「再発に関係しない」ノー派の二つに見解が分かれたのです。その後、一二年に大規模研究の成果として、アメリカ国立がん研究所（NCI）の医学雑誌にノー派の調査結果が大々的に発表されたことから、多くの医師や研究者は「CYP2D6の遺伝子多型は再発に関係しない」と考えたのです。

私たちはメイヨークリニックの研究者を含む「再発に関係する」イエス派のグループに属していました。そこで、この研究報告を含め、「再発に関係しない」とするノー派の研究方法そのものに問題点がなかったかどうかを調べてみることにしました。

すると、次のような大きな研究デザインの欠陥ともいうべき共通項が見つかったのです。

⑴　がん組織から採ったDNAを利用している
⑵　タモキシフェン以外の抗がん剤治療も同時に受けている
⑶　CYP2D6遺伝子多型は多数報告されているが、そのうちの一部しか調べていない

がん細胞内の遺伝子には、多くの異常が存在します。そのため、(1)では患者の正常な細胞（肝臓の細胞と同じDNAを持つ白血球）のDNAを使うべきなのです。とくに、このCYP2D6遺伝子の存在する第二二染色体は、がん細胞でこの遺伝子を含む染色体の一部が欠け落ちていることがわかっているので、CYP2D6の働きを調べる材料としては不適切なのです。

また、この酵素はタモキシフェンの働きにだけ関係するものなので、(2)のように抗がん剤も同時に投与されている患者さんを対象として調べても、抗がん剤の影響も出てしまうので、タモキシフェンの治療に対する影響を正確に評価することはできません。

さらに、(3)のように一部の遺伝子多型しか調べていないのは、データとしては不十分なことが明らかです。当然ながら、この酵素の働きをまともに評価できていると言えるものではありません。

(1)〜(3)のいずれも、「がんをよく知る薬理遺伝学研究者」にとっては常識的なことですが、「再発に関係しない」と結論づけたノー派の多くの研究者は、こうした基本的な注意を払っていなかったことが判明したのです。この調査結果は論文にまとめ、すでに世界に向けて発信されています。

しかし、最初に発表された論文が、いくら間違った対象と解析法を使用したものであっても、世界的な大規模研究として行われた調査であり、それが権威あるＮＣＩの医学雑誌に発表されたものであったために、その論文報告をいまだに信じている研究者や臨床現場の医師が、依然として多くいるのが現状です。

その論文報告によって、一時は、タモキシフェンよりも副作用があり、価格も高い、別の薬剤のほうが優れていると喧伝《けんでん》され、患者さんに対してそちらが優先して処方されるという事態が起きました。現在は、その薬剤の特許が切れたことで、それまでのような大きな薬価の違いがなくなったことから、状況は落ち着いています。

ですが、この間に患者さんや国が負担した薬剤費は膨大なものでした。患者さんに対して、薬価が安くて副作用の少ない、いい薬剤を選んで利用していくことは、治療効果や医療費の観点からとても大切なことです。

本来であれば、遺伝子検査などの体制整備は、遺伝子による差別を禁止する法案の整備を含め、国が進めていかなければならないはずです。遺伝子解析の技術が進歩したことで、現在はすべての遺伝子を解析できる環境になっているにもかかわらず、厚生労働省が時代錯誤の体制を改めようとしないのは残念なことです。この状況を変えるには、一般の人たちに正しい情報を伝え、遺伝子解析の必要性を理解してもらうことが大切であると、改めて感じています。

「副作用や副反応ゼロ」のワクチン・薬剤は存在しない

抗がん剤治療の副作用の程度には大きな個人差があり、一般的には「投与してみないとわからない」と言われていますが、「イリノテカン」という抗がん剤は、患者さんの血液からある酵素の遺伝子多型を調べることで、強い副作用が出てしまう人をあらかじめ治療対象から除外することができます。

それが「UGT1A1」という酵素の遺伝子多型です。これはグルクロン酸という物質を付け加える働きがあり、それによってイリノテカンの分解を早めることがわかっています。

しかし、患者さんのなかにはこの酵素の働きが弱い遺伝子多型をもつ人がいます。酵素の働きが弱いと、イリノテカンがうまく分解できず、血液中の薬剤が高濃度となってしまうため、副作用が強く出てしまうのです。つまり、遺伝子を調べれば、この人には「イリノテカンの量を減らす」「イリノテカンの投与は望ましくない」ということが事前にわかるわけです。

また、感染症の治療でも、副作用が強く出てしまう人を遺伝子検査によってあらかじめ調べることができるようになってきました。感染症の多くは、治療に抗生物質や抗ウイルス剤が利用されますが、その副作用は患者さんの遺伝子の違いから生じるものであることがわかってきたのです。

たとえば、「アミノグリコシド」という種類の抗生物質を使用することで起こる重篤な副作用には「難聴」があります。これは、ミトコンドリア遺伝子の違いが関係していることが明らかになっています。

どんな治療薬やワクチンも、残念ながら「副作用や副反応がゼロ」というものは存在しません。これは「ヒトゲノムには大きな多様性がある」ためです。人それぞれ遺伝子に違いがある以上、一定の確率で副作用や副反応は起きるものなのです。ゲノムに存在している遺伝子多型情報を活用しなくては、副作用ゼロを実現することは、科学的には非現実的で、ありえないことなのです。

糖尿病予防にも「遺伝子」を利用する時代に

国民病である糖尿病も、ゲノム医療の観点から考えると、その予防法も病気との向き合い方も少し変わってきます。糖尿病患者とその予備軍は、国内に数千万人。超高齢化社会を迎えた日本で、糖尿病の予防、発症した人の重症化を防いでいくことは、国全体の医療費や介護費を抑制していくうえで重要な課題です。とくに糖尿病性網膜症は、成人になって失明す

図表8　糖尿病と体重モデル

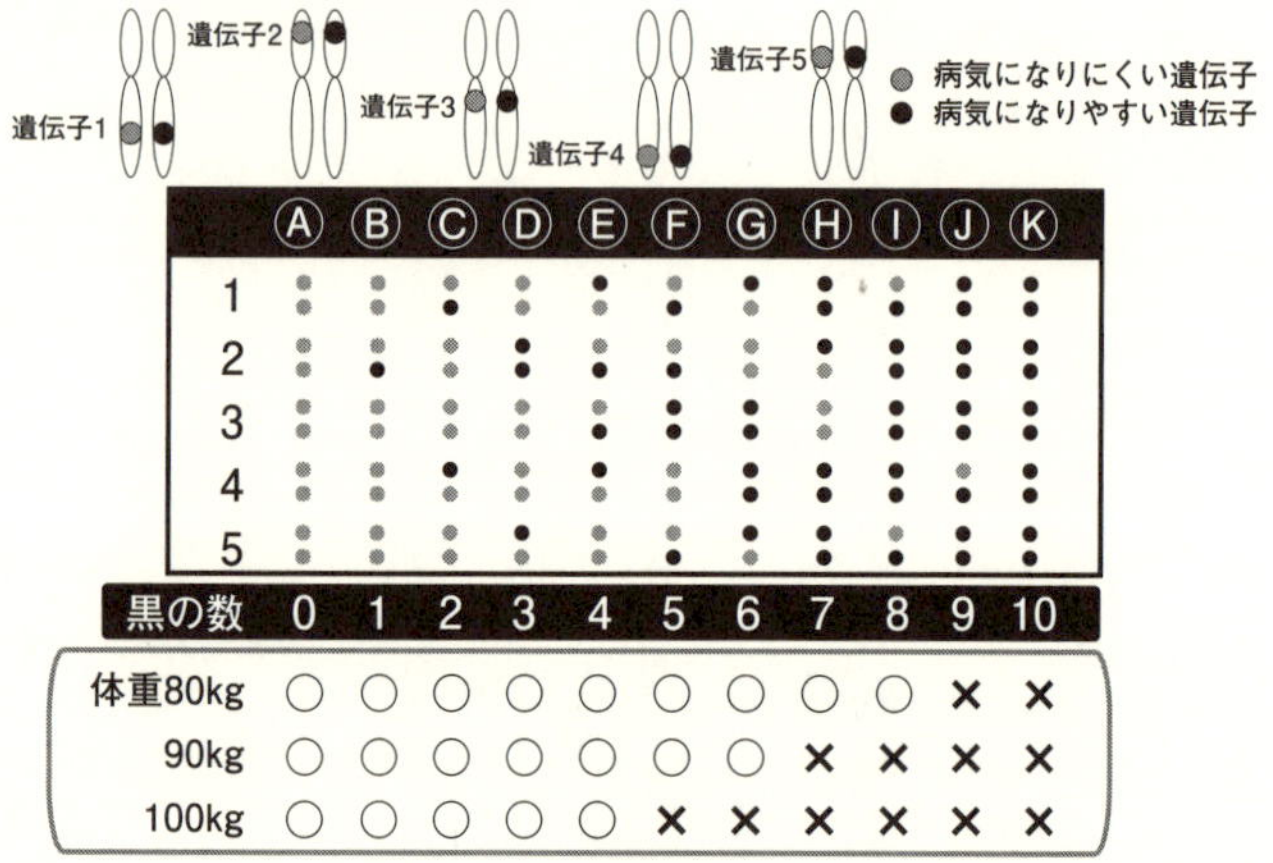

×＝糖尿病

遺伝的要因とその他の要因との関係

る最大の要因ですし、糖尿病性腎症は腎透析に至る最大の要因となっているのです。

図表8は、疾患リスクを計算し、遺伝的なリスク因子と肥満の関係を簡単に図式化したものです。たとえば、糖尿病を遺伝的に受け継ぐ遺伝子が五つ（遺伝子の染色体上に五ヵ所）あるとしましょう。遺伝子というのは、両親から個別に受け継ぐため、この場合のリスク要因は最小で「ゼロ」、最多で「一〇」。遺伝的なリスクは、AからKまで一一段階（0〜10）に分かれます。

一般的に、「肥満」は糖尿病の大きなリスク因子の一つと考えられていますが、図表8を見ていただくとわかるように、リスク要因（黒の点）が0〜4の人は、体重が一〇〇kgを超えても糖尿病を発症しません。しかし、リスク要因が五個以上ある人は、体重がどの程度増量したかによって、糖尿病を発症する可能性がより高くなることを示していま す。

リスク要因が九〜一〇個ある人は、体重が八〇kgを超えると、七〜八個の人は体重九〇kgを超えると、五〜六個の人は体重一〇〇kgを超えると糖尿病を発症することを例示したものです。実際は日本人の糖尿病は肥満でない人にも多く見られますので、図に示すほどには単純ではありません。

このように、糖尿病は遺伝的な要因も大きく関係していることを踏まえて、かかりつけ医がリスクの段階に応じた食事指導や運動指導を行えば、糖尿病の発症予防や重症化の予防ができる可能性があると考えています。

そして今、日本では、遺伝性の稀少疾患のゲノム解析が推進されています。四〇年にわたって「遺伝子多型」を研究してきた立場からすると、日本の研究者はあまりにも遺伝子多型に関する知識が乏しいように感じます。よく「特定の疾患を持っている人のゲノム解析をすれば、簡単に原因がわかる」という見解を耳にしますが、これは多型の常識的なことが理解できていない人の発想と言わざるを得ません。特定の個人にしか存在しない遺伝子多型は、決して一つではありません。数十から数百ヵ所以上あり、そのどれが病気に関係するかを確認するのは、非常に困難を極める作業です。単にゲノム解析をすればピタリとわかるという単純なものではないのです。

話を元に戻しますが、遺伝子診断の活用方法は多岐にわたり、親から子へ受け継がれる遺伝子多型は、薬剤の効果や副作用に影響するため、生まれてすぐに調べておけば、さまざまな病気の治療や予防に活かせるということが、少しイメージしていただけたのではないでしょうか。研究がさらに進めば、活用できる用途はさらに広がるはずです。国としても、超高齢社会になった日本で、年々膨らむ医療費に歯止めをかけるための新たな対策が必要なはずです。ぜひ長期的な視点を持って、その人が生涯活用できるような遺伝子・ゲノム検査の体制とデータベースの整備を進めていただきたいと思います。

第三章　「リキッドバイオプシー」の可能性

たったこれだけの血液でがんがわかる

図表9は、二〇一七年に国立がん研究センターが公表したがんの臓器別ステージ（進行期）別のがん特異的一〇年生存率です。

がん特異的生存率というのは、がん以外の病気で亡くなった方を除外した生存率です。一般的には高齢になるほどがんの発症頻度は高くなります。たとえば、七五歳のときにがんと診断された方の場合、一〇年後の八五歳までにがん以外の病気で亡くなるケースは少なくありません。このようなケースを生存率の計算から除いた生存率が、がん特異的生存率です。

数字が高いほど治りやすいがん、低いほど「難治性のがん」、「治癒が難しいがん」と判断できます。この図表9から、男性では前立腺がん、女性では子宮体がん、乳がんが治りやすいがんの代表であることがわかり、明らかにステージが早いほど治癒率が高くなっています。

しかし、肝臓がんやすい臓がんは、ステージⅠでも一〇年生存率が三〇パーセント前後にとどまっています。すい臓がんではステージⅡでも一〇パーセントを切っています。一口に「がん」といっても、その種類によって性質はさまざまで、早く発見できて手術などを受けても、すぐに再発し、再発後の治療法が限られているタイプのがんもあります。

図表9　がんの部位別10年生存率

	病期（ステージ）			
	Ⅰ	Ⅱ	Ⅲ	Ⅳ
前立腺	100	100	100	41
甲状腺	100	97	94	57
子宮体部	94	77	57	9
乳腺	95	86	55	15
子宮頸部	89	65	50	16
膀胱	84	81	43	15
大腸	95	81	74	8
頭頸部	89	61	53	49
胃	94	56	38	7
腎臓・尿管	93	74	57	13
卵巣	82	59	18	18
肺	68	29	16	3
食道	63	36	18	5
胆道系	53	20	5	2
肝臓	32	18	8	2
すい臓	29	9	4	0
全体	85	71	41	13

早期に発見すれば
治癒率は高い

早期に発見しても
治癒率の低いがんがある
（肝臓がん・すい臓がん）

すい臓がんの3年生存率
15パーセントという数字
は標準療法の敗北

だからこそ、「どんながんも治す」「ステージⅣでも、がんを治す」という目標に向けて、世界中でさまざまな研究が進んでいるのです。

では、がん全体の治癒率を上げるにはどうすればよいのでしょうか。

重要なことの一つは、言うまでもなく、「早く見つけること」です。

日本におけるがん検診率は五〇パーセントに届いていませんので、みなさんに、「がんは早く見つけることができれば治癒できる病気である」ことを知っていただく必要があります。かつてのように、がんは死の病という状況ではありませんので、検診率を高めることで、現在の六〇パーセント強の五年生存率（治癒率と同じではありませんが）を一〇〜

二〇パーセント程度高めることが可能だと思います。

そして、もう一つ重要なことは、「もっと簡単で安価ながんのスクリーニング方法を作り出すこと」です。

「がん」のスクリーニング方法というと、一般的なのは市区町村で行われている集団検診や会社の健康診断です。

最近は、定期的に人間ドックを受けているという健康意識の高い人も徐々に増えてきていますが、日本の検診率は世界の水準から見ると、依然として低空飛行のまま。その理由の一つとして、「臓器ごとに検査が必要なので、時間と手間がかかる」ことが挙げられます。

たとえば、胃がんなら、内視鏡検査（胃カメラ）かバリウム造影検査です。健康診断のメニューには、いまだにバリウム造影検査が入っていることが多いのですが、これは健康への影響はほとんどありませんが放射線を浴びることになります。内視鏡検査のほうが早期がんを見つけやすいと言われていますが、スキルス胃がんはバリウム検査のほうが見つけやすいと言われています。肺がんなら、X線（レントゲン）検査かCT検査。大腸がんなら、便潜血検査、バリウム造影検査、大腸内視鏡検査……という具合で、全身の検査を受けると一日がかりの大仕事になってしまいます。もちろん、PET検査という方法もありますが、小さながんでは陽性にならないこともわかっています。

肺のX線検査では、最近、見落とし例が報告されて話題になっていますし、肋骨や心臓などと重なると判定が難しくなります。CT検査は、やはり放射線被曝の問題があります。便潜血検査は、ウォシュレットの普及で痔疾患が減ったために、偽陽性（ヘモグロビンという赤血球に含まれる成分を調べるので、痔で出血していると検査が陽性になります）が減りましたが、依然として腫瘍がなくとも陽性になるケースが少なくありません。大腸のバリウム造影検査や内視鏡検査では、下剤と大量の水分を摂って大腸内をきれいにする準備が必要で、気が重いという人も多いでしょう。また、未熟な医師による大腸内視鏡検査は苦痛以外の何物でもありません。とくに、女性はお尻をさらして長時間の検査を受けることに抵抗のある方が多いようです。日本人女性のがんによる死亡第一位が大腸がんですので、このがんを早く見つけることは、がんによる死亡を減らすうえで非常に重要です。

多くの方は、がん検診が大事だとわかっていても、仕事が忙しかったりで二〜三年検診から遠ざかってしまったり、まったく受けない人もいるのではないでしょうか。また、毎年欠かさず検診を受けていても「もっと手軽にがんのチェックができればいいのに」と感じている人が少なくないはずです。

こうした背景から、もっと手軽に、もっと早く、もっと確実に、がんを見つけることができないかと、さまざまな研究が進み、最先端の技術を使って、ある画期的な検査方法が実用化に向けて動き出しています。

ここでキーワードとなるのが、これまでお話ししてきた「遺伝子解析」です。

がん細胞は、もともと患者さん自身の細胞から生まれた細胞です。がんは遺伝子の異常が積み重なって起こる病気ですので、がん細胞には数が多いか少ないかの違いはありますが、必ず、遺伝子の異常が存在します。

今や、日常的にがん組織を利用して遺伝子異常を調べるようになってきました。遺伝子解析技術の進歩には目を見張るものがあります。その進歩によって「血液などの液体を利用してがんを見つける」方法が現実味を帯びてきたのです。

この検査方法を「リキッドバイオプシー」といいます。

「リキッド」は英語で液体の意味ですが、ここでは「血液」や「尿」、「唾液」「脊髄液（脳室内とつながっている液）」を指します。尿や唾液などを使って調べる方法も研究されていますが、多くのがん種に対応可能な「血液」を使った方法が広まってきており、数年以内に臨床現場で実用化できるのではないかと見られています。また、「リキッドバイオプシー」の「バイオプシー」は、がん診断で一般的な「生検」を意味します。

つまり、遺伝子解析を用いれば、現在行われているがん組織を調べる方法の代わりに、患者さんは注射器で血液を採るだけで、がんの診断ができると期待されているのです。

「リキッドバイオプシー」の原理となる「特定の遺伝子変異を非常に高い感度で検出する検査方法」は、じつは二〇年以上前からはじまっており、私たちも含め、世界中の研究者が取り組んでいました。

私たちは、一九九六年に大腸がんのリンパ節への転移を遺伝子レベルで検出する方法を検証し、「Lancet」というイギリスの医学雑誌に報告しました。一〇〇〇個の正常な細胞のなかに、一個のがん細胞が紛れ込んでいても見つけ出せる感度です。大腸がんの手術時に摘出されたリンパ節を顕微鏡で調べた組織診断では「がん細胞が陰性」であっても、遺伝子レベルでは「がん細胞が陽性」である場合があることを見つけました。

大腸がん患者一八二名で調べたところ、組織診断・遺伝子診断ともに「陰性」の八三名は経過観察期間内での再発は認めませんでしたが、組織診断は「陰性」でも遺伝子診断が「陽性」の七八名では、そのうちの三五名（約四五パーセント）が再発をしていたという結果が出ました。

当時、この結果をもとに、「遺伝子診断で『陽性』と出たケースに抗がん剤治療を行うことで再発率を下げることができないか」と考え、臨床医に提案したことがありました。しかし、残念ながら時期尚早で、そのころはまだ現在あるような有効な抗がん剤や、がんをピンポイントで攻撃する分子標的治療薬などは存在せず、この時点で研究を終了せざるを得なかったのです。「研究のための研究」は望むところではありませんでしたが、力及ばずでした。

ちょうど同じころ、痰や便、尿、すい液（十二指腸液）を利用したがん診断の可能性も模索されていましたが、そこに「血液」は含まれていませんでした。第一章でお話ししたように、当時の遺伝子解析は膨大な時間と莫大なコストがかかり、個別の遺伝子を調べることができても、現在のように大がかりに調べることができませんでした。

まさか、遺伝子解析技術がこれほど劇的なスピードで進歩を遂げるとは、だれも想像していませんでした。遺伝子のわずかな異常を感知する技術の進歩も目覚ましいものがあり、とくに血液中に存在する正常な一〇〇〇分子中にたった一個ある異常遺伝子を検出できるようになったことが、研究を大きく前進させました。

著しい技術革新が、今世紀のはじめ、わずか二〇年ほど前でさえ、「不可能」と思っていたことを可能にしたのです。

身体にかかる負担が圧倒的に少ない

「リキッドバイオプシー」の大きな特徴は、患者さんの身体にかかる負担が圧倒的に小さいことです（図表10）。

「バイオプシー」は「生検」の意味であるとお話ししましたが、現在、臨床で行われている

図表10　これまでのバイオプシー（生検）とリキッドバイオプシーの比較

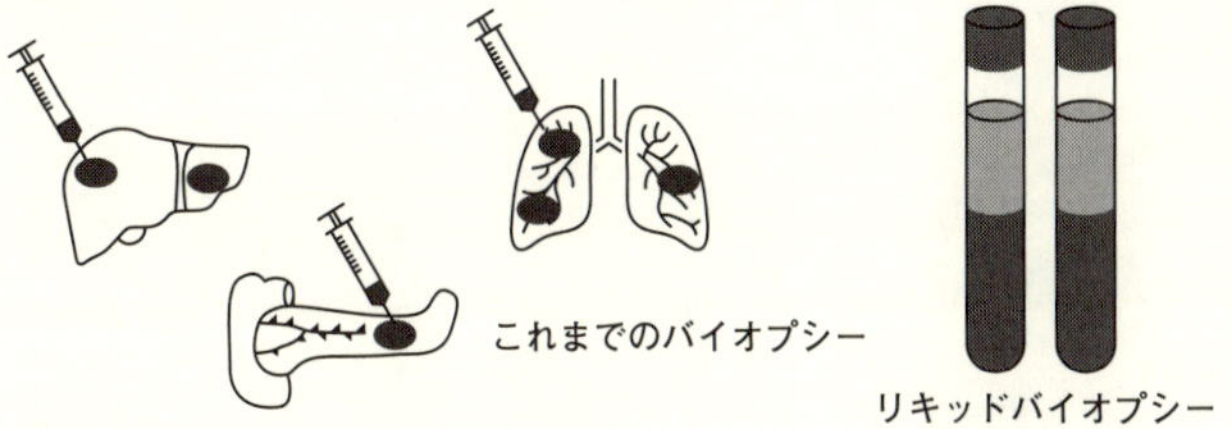

試料採取法	これまでの標準的なバイオプシー	リキッドバイオプシー
時間	時間がかかる	簡単に採取できる
情報量	採取してきた部分だけの情報	腫瘍全体を反映する情報
合併症	リスクあり	リスクほとんどなし
難度	高い	低い
侵襲性	高い	ほとんどなし
試料採取費用	高額	安い
再発・転移検出感度	―	非常に鋭敏
偽陰性率	試料が確実に採れればなし	比較的低い

生検は、腫瘍の一部を実際に採って顕微鏡で調べる病理検査が主です。がんの疑いが出た人を診断するには、ほぼこの生検が必要になります。患者さんの全身状態や腫瘍の位置によっては、生検そのもののリスクが高くて、臨床的な症状からがんと判断して治療を開始することも時としてありますが。

腫瘍が小さい場合には、CTやMRI検査であやしい影（腫瘍）が画像上に見つかっても、その腫瘍が良性なのか、悪性（がん）なのかまでは画像だけで確定診断がつきません。

針先で突っついて細胞を採る「針生検」を行い、がんかどうかを調べることができますが、当然ながら、痛みを伴ううえ、出血したり、肺に穴が開くような合併症のリスクもあります。患者さんには、肉体的にも経済的にも負担がかかる方法です。

その点、「リキッドバイオプシー」は、通常の採血と変わりません。注射器でほんの少し血液を採るだけでよく、患者さんにかかる負担が圧倒的に小さいのです。

手術可能な段階での早期がんの発見

臓器によってがんの検出率に差がありますが、二〇一八年にジョンズ・ホプキンス大学から公表されたデータでは、手術可能な段階でもリキッドバイオプシーを利用すると七〇〜八〇パーセントの割合で異常が検出できるとされています。とくに、早期発見が難しいと言われてきた「卵巣がん」や「肝臓がん」の検出率は、ほぼ一〇〇パーセントとなっているのが印象的です。さらに、ほかのがんでも検出率は六〇〜八〇パーセントと、その精度は満足できるものです。

なぜ、リキッドバイオプシーが重要であるかを説明するため、現在利用されている腫瘍マーカーによるがん検出率の例をご紹介しましょう。図表11には大腸がん、肝臓がん、肺がんの腫瘍マーカーと陽性率を示しました。

大腸がんはステージ別ではなく、デュークス分類（Dukes classification）で示されてい

図表11　大腸がんで利用される腫瘍マーカーと陽性率(%)

	がんの進行度と陽性率				
腫瘍マーカー	平均陽性率	A	B	C	D
CEA	67	27	67	74	88
TPA	65	17	29	33	57
CA19-9	59	17	17	47	74
CA50	30	25	26	63	78
NCC-ST-439	9	9	14	36	79

肝臓がんで利用される腫瘍マーカーと陽性率(%)

ステージ	Ⅰ	Ⅱ	Ⅲ	Ⅳ
PIVKAⅡ	0	27	75	100
AFP	38	31	25	50

肺がんで利用される腫瘍マーカーと陽性率(%)

ステージ	Ⅰ＋Ⅱ	Ⅲ	Ⅳ	偽陽性率
CEA	20-30	40-50	50-70	25
SCC 抗原	25-30	50-60	50-70	15
シフラ 21-1	40-50	70-80	70-80	10

ます。大腸がんが腸管の内側に限局しているものをA、大腸の外側まで達しているものをB、腸管の広がりにかかわらず、リンパ節に転移したものをC、遠隔転移があるものをDとしています。

大腸がんに有効なマーカーの一つであるCEAでも、B段階までは広がっていても、七〇パーセントを切る程度です。肝臓がんではステージⅡでも三〇パーセント、肺がんでもステージⅠとⅡで五〇パーセントに届くかどうかというレベルです。

したがって、「七〇〜八〇パーセントで検出可能である」と聞くと、なんだその程度か、と感じられる方も多いかもしれませんが、これは評価すべき数字なのです。とくに、手遅れになりがちな肝臓がんや卵巣がんがほぼ一〇〇パーセント見つかれば、これらのがんの治癒率を、一気に高めることが期待できるのです。

臓器ごとの検出率の違いは、患者さんや臓器によって、がんの性質や特徴が異なるためです。

とくに、脳腫瘍の血液による検出は難しいようです。脳にはもともと有害な物質が脳内に侵入するのを阻止する「血液脳関門」というフィルター装置のようなものがあります。このため、脳腫瘍細胞が壊れて漏れ出すはずのDNAがこの装置を通過することができず、血液内にがん細胞由来DNAが漏れ出ていかないと考えられています。

しかし、二〇一九年一月には、腰椎穿刺によって採取した脊髄液を利用して脳腫瘍細胞を検出できたという論文が発表されました。血液のようには簡単に採ることができませんが、液体を利用したリキッドバイオプシーであることは間違いありません。

直径一センチメートルのがん細胞の数は、身体全体の細胞数の一〇万分の一、すなわち〇・〇〇一パーセントしかありません。しかし、多くの場合、がん由来の異常なDNAは正常なDNAの〇・一から数パーセント程度の頻度で見つかります。

これはなぜでしょうか？

それは、正常細胞に比べて、がん細胞は速く増殖し、それに比例してたくさん壊れるからと考えられます。したがって、悪性度の高い、速く大きくなるがんほど血液で見つかりやすいのでは……と考えられるのですが、そのように単純にいかないのが人間の身体なのです。

たとえば、「すい臓がん」です。非常に悪性度が高く、細胞分裂も活発で、肝臓への転移が多いがんなのですが、なぜかリキッドバイオプシーによる検出率がそれほど高くないのです（三〇〜四〇パーセント）。

すい臓がんだけでなく、非常に進行してがんが大きくなっているにもかかわらず、がん由来DNAがまったく検出されない場合もあります。がん細胞からがん由来DNAが血管に漏れ出るといった単純そうに見える事象でも、がんの種類によって、そして、個人間によって大きな多様性があるのです。

技術的な（あるいは、生物学的な）限界があり、すべてのがんが発見できるわけではありませんが、血液ならば、勤務の前後に、近所や駅の中、周辺にあるクリニックで採血可能ですので、検診率の向上が見込めます。検診を受けていない五〇パーセント以上の患者さんは、がんが進行して症状が出てから見つかるケースが少なからずあり、この方たちのがんを早期に発見できるならば、治癒率も高まるのではないかと期待されるのです。

再発の診断も超早期に、薬剤を選ぶ目安にも

「リキッドバイオプシー」は、がんのスクリーニングに応用できるだけではありません。これ以外にも、図表12に示したように、がんの診断でさまざまなかたちで利用することが可能です。

まず、「がんを手術可能なレベルで発見できる」のは、すでにお話ししてきた通りです。

みなさんは、直径一ミリの腫瘍がいくつのがん細胞からできているのかご存知でしょうか。

その数は、およそ五〇万個。その一ミリの腫瘍が直径一〇センチまで大きくなると、数字のうえでの違いは一〇〇倍ですが、実際は三次元的に体積で増えていくので、がん細胞の数は五〇万個の一〇〇万倍、つまり五〇〇〇億個という膨大な数にまで膨れ上がっていることになります。

がん細胞の数が増えれば、最初は臓器のなかで腫瘍が大きくなるだけだったのが、やがて臓器の外へ外へと広がりはじめ、リンパ管や血管を通して、全身へ転移していきます。がん細胞が大群を成して身体のなかで暴れ出す前に、すなわち、まだがん細胞の数が少ない、できるだけ早いタイミングで見つけることができれば、勝算ある治療を行うことができるのは

図表12　リキッドバイオプシーの応用

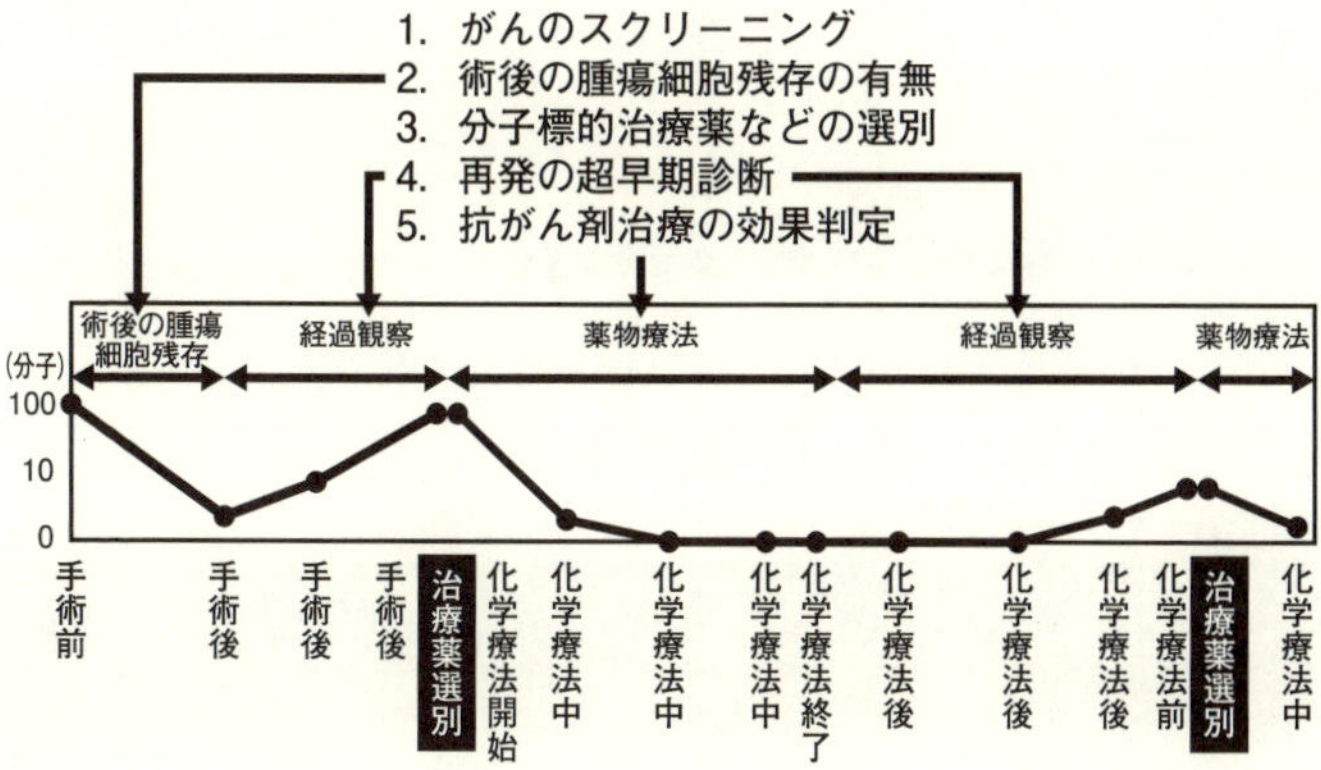

自明の理です。

がん細胞の数から考えて、早く見つけて適切に治すことが、いかに重要であるかがおわかりいただけるでしょう。

現在は、手術を受けた後は、一般的には、取り出した組織の病理検査の結果から、その後の治療方針が立てられています。がんがどの程度、深部に達しているか、がん細胞がリンパ節まで広がっているのか、血管やリンパ管内にまで入り込んでいるかどうかを診断するのです。

また、同じく現在では、病理組織学的な結果でがんのステージを決め、それに基づいて治療方針が提示されます。

当然のことですが、手術で取り出した臓器の隅から隅まで顕微鏡で調べることはできませんので、手術で切除した断端に加え、代表的な一部分を調べるだけです。がん組織内の血管内にがん細胞が見つかった場合、がん細胞が血管内に漏れ出ている可能性が考えられますが、これが確実に再発や転移につながるわけではありません。

したがって、医師はもっとも高い可能性に基づいて標準治療を勧めますが、どのような治療を受けるかの最終的な判断は患者さんに委ねられます（そのはずなのですが、高圧的な医師がたくさんいるのが現実です）。

手術した後に再発するかどうかは、やはり心配になるところです。手術のときには目に見えるものはすべて取りますし、病理検査でも、切断面にがん細胞が残っていない場合には、治癒切除（がんを取り切った）と判断されます。

しかし、治癒切除であっても、一定の割合で再発を認めます。小さいがんよりも、大きながんのほうが再発リスクは高いですし、リンパ節転移があるケースでは、リンパ節転移がないケースよりも再発リスクは高いのはよく知られていることです。

とはいえ、割合で言えばそうなのですが、目の前の患者さん一人一人にとっては、自分が再発リスクが高いのか低いのかはあくまでも確率の話で、百かゼロかではありません。あなたの再発リスクは三〇パーセントですと言われても、再発する三〇パーセントに属するのか、再発しない七〇パーセントに属するのかは、神のみぞ知るです。

自分は三〇パーセントの一人になるかもしれないと考え、不安を抱える人もいれば、三〇パーセント程度かと気にも留めない人もいるでしょう。しかし、不安を覚える人にとっては、三〇パーセントのレベルの不安ではなく、不安な気持ちが一〇〇パーセントなのです。リキッドバイオプシーを利用すれば、治癒手術と判断されても、まだがんがどこかに潜んでいる場合に、それを判定できる可能性が生まれてきました。

アメリカのジョンズ・ホプキンス大学の研究では、「ステージⅡの結腸がん患者で、摘出したがん組織で見つかったものと同じ遺伝子異常が術後に血液中に検出された症例は、二年以内にほぼ全例が再発した」と報告されています。手術をした後、がん細胞と同じ遺伝子のかけらが血液中に検出される場合は、がんがどこかに潜んでいることの指標となり、そのような症例では、いずれ画像などで再発が見つかってくることを示したのです。術後のリキッドバイオプシー検査で陰性ケースでは、二年以内の再発率は一〇パーセント程度でした。

再発の有無の定期チェックに、「リキッドバイオプシー」を活用して、術後抗がん剤療法の必要な患者さんを絞り込んでいけば、必要な患者さんに必要な治療を提供することができます。また、意味のない抗がん剤治療の副作用で苦しむことがなくなり、患者さんのＱＯＬ（生活の質）を大きく改善できる可能性があります。

そして、治療に使う薬剤を選択する際にも、「リキッドバイオプシー」解析の情報を活用して、分子標的治療薬を選択することもできます。また、画像検査で確認するよりも前に、薬効を確認することが可能になると考えられています。薬剤投与から一ヵ月程度の、画像判定より早い段階で効果判定ができ、次の一手を打てることになります。

さらに、「リキッドバイオプシー」は、リアルタイムでの患者さんのがんの状態を把握できるので、薬剤の抵抗性のがん細胞が増えてきている状態をいち早く見つけられることが証明されつつあります。

がんの治癒率を改善するには、「早期の段階での発見を増やす」「再発をできるだけ早く見つけて治療に入る」「自分に合った薬を見つける」といったことが必須です。

「リキッドバイオプシー」は、そのすべてに活用できる画期的な検査方法で、「血液検査でがんがわかる」時代への扉を開く鍵を握っているのです。

第四章　免疫療法の新たな時代へ

免疫の効果を「オプジーボ」が証明

ふだんあまり医療に関心がなくても、最近「免疫療法」という言葉を耳にする機会が増えたと感じている方は多いのではないでしょうか。

ゲノム医療の進歩により新しい免疫療法の研究が進んでいるだけでなく、ここ数年、がん患者の免疫力を高める新薬が保険適用になったことや、そのきっかけとなった発見をした京都大学の本庶佑《ほんじょたすく》特別教授がノーベル賞を受賞されるなど、大きなニュースが相次いだことで、日本国内での「免疫療法」に対する認識は急激に変わりはじめています。

がん治療での「標準治療」は、統計学的な根拠「エビデンス」(このエビデンスという言葉の問題点を後述します)があり、現在患者さんが受けられる最良の治療と信じられています。これまでは、がんの標準治療は手術・抗がん剤・放射線の三大治療とされてきました。

そして、二一世紀になったころから、「免疫療法」が、がんの第四の治療法になると考えられるようになりました。科学の進歩がそれを証明しつつあったからです。

しかし、日本では「免疫療法」と聞くだけで「治療効果のあやしいインチキ療法」と否定する人たちが多く、日陰の治療法・ペテン療法と批判の対象になってきました。それは、きちんと科学的な臨床データをとって分析をしながら進めていた免疫治療も、免疫やがんの専門家でもない医師が、あたかも高い効果があるように誇示して〝来る者拒まず〟で、しかも、法外な費用を搾取している眉唾《まゆつば》的な治療（治療と呼ぶべきかどうかは疑問で、私は白衣を着た詐欺師と呼んでいます）も、すべて十把一絡げに「免疫療法」という言葉で語られてきてしまったからです。

しかも、抗がん剤を扱う腫瘍内科の医師たちは、「免疫は専門外」という人のほうが多いのです。そのため、科学的にそれがどちらに該当するものなのか判断がつかず、「標準治療でないものは信用できない、認めない」という理由で否定し、それをメディアに発信する人が出てきたことでも混乱を極めていったのです。

「免疫療法を受けるなら、この病院には来るな」

「診療情報も提供しない」

「がん組織も提供しない」

と言い放つ医師も少なくありません。保険診療と自費診療の混合診療の問題など、保険行政上の課題は理解できますが、医療従事者としてはあまりにも理不尽な姿勢だと思います。

さらに、インターネットの情報はなんら精査されていないために、氾濫するネット情報の中から患者さんや家族が正しい情報を選別することが困難になっています。

そのため、「どれが安心して受けられる治療なのか判断がつかない」「何を目安にどう選べばいいのかわからない」という状況が生まれてしまっています。このようなさまざまな要因が、「免疫療法」という言葉にますます不透明な印象を与える結果につながっていったのです。

しかし、七〜八年ほど前からその潮目が大きく変わる出来事がありました。

それが「オプジーボ」の登場です。私がシカゴに移った二〇一二年ごろから注目を集めていた免疫のメカニズムを利用した新しいがんの点滴治療薬が、一四年七月から公的医療保険の対象になりました。

悪性黒色腫（メラノーマ）を皮切りに、非小細胞肺がん、腎細胞がん、ホジキン・リンパ腫（悪性リンパ腫の一種）と、保険適用の対象となるがんが少しずつ増え、現在は頭頸部がん、胃がん、悪性胸膜中皮腫の七種類まで拡大。

一八年には、この「オプジーボ」の開発のきっかけとなった発見をしたとして、京都大学特別教授の本庶佑氏が「ノーベル医学・生理学賞」を受賞しました。そこで再び「オプジーボ」にメディアの注目が集まり、「免疫療法」の治療薬であることが繰り返し報じられたことで、「オプジーボ＝免疫療法」という認識が一気に広がったのです。

さらに、難治性のBリンパ球タイプの白血病や悪性リンパ腫を対象にした「CAR—T

（カーティー）細胞療法」という新しい免疫療法が、今年、二〇一九年三月に、日本では異例のスピードで承認されました。これは、オプジーボとは別の免疫のメカニズムを利用した最先端治療で、アメリカでの治療費は一回約五〇〇〇万円。超高額なセレブ医療であることも話題となり、日本ではどれくらいの価格設定になるのか注目が集まりました。

決定した薬価は約三三五〇万円。五月二二日から保険適用がスタートしています。

こうした新しい免疫療法に関する大きなニュースが続いたことで、これまで免疫療法に対してネガティブな印象しかなかった人たちにも、「決してあやしいモノばかりではない」という心証が広く伝わりました。みなさんのなかにも、免疫療法のイメージがガラリと変わったという方がいらっしゃるかもしれません。

では、「オプジーボ」とは、どのような仕組みで働いている治療薬なのか。簡単に触れておきましょう。くわしいメカニズムは後段に譲りますが、血液に含まれる白血球の一種で、重要な免疫を司る「Tリンパ細胞」の表面に存在している「PD－1」というタンパク質を発見したのが、前述の本庶氏です。オプジーボは、このPD－1とがん細胞の作る「PD－L1」が結びつくのを妨害して、がんに対する免疫力を高める薬です。

私たちの身体は、細菌やウイルスなど外部から入ってくる「異物（外敵）を攻撃する」免疫という仕組みによって守られています。がん細胞は本来は異物なので、私たちの免疫が正しく機能すれば、排除することができるはずですが、がん細胞というのは、したたかに自分を守っています。

がん細胞はＰＤ－Ｌ１という物質を作り、前述のＰＤ－１を介してＴリンパ球にくっつき、リンパ球を弱体化させているのです。このがん細胞が自分を守るために作り出したＰＤ－Ｌ１がＰＤ－１に結合するのを妨げるのがオプジーボ（抗ＰＤ－１抗体）という新薬です。これによって、がん患者さんのＴリンパ球を元気にし、Ｔリンパ球に細胞分裂を起こさせて数を増やし、がんへの攻撃を仕掛けているのです。

つまり、オプジーボには抗がん剤や分子標的治療薬のようながん細胞を直接死滅させる攻撃力はありません。これががんを死滅させるのは、あくまでも患者さん自身の免疫力を高めている点を理解しないと、今、世界で起こりつつある動きについていけません。

じつは、このノーベル賞受賞で沸く前の日本では、臨床の場で実際にオプジーボを使用している医師の多くは、オプジーボのことを「従来の抗がん剤とはまったく違うタイプの新薬」などと表現し、メディアへの対応も含め、オプジーボを「免疫療法」とは言っていませんでした。それは、治療に携わる医師たちが「オプジーボは免疫療法」との認識がなかったのか、あやしい治療にも用いられる「免疫療法」という言葉を使いたくなかったのか、真意はわかりません。

しかし、ゲノムをもとに新しい免疫療法の研究開発を続けてきた私たちにとって、「オプジーボ」の登場は大きなブレイクスルーとなるものでした。患者さん自身の免疫が非常に重要であり、実際にがんに対して働いていることが科学的に証明されたからです。そして、「オプジーボが科学的に証明された免疫療法である」ということを世間に広く知ってもらううえで、本庶氏のノーベル賞受賞が大きな後押しとなったことは間違いありません。

「エビデンスがない」を鵜呑みにするな

日本で新しく作り出された治療をはじめようとすると、多くの人が「エビデンスがない」「エビデンスがないことを信じるな」と感情的な発想で否定します。

しかし、この「エビデンスがない」という言葉には、二通りの意味が含まれているのをご存知でしょうか。本来は、この言葉を発する人たちがこの点をきちんと理解して使い分けるべきなのですが、おそらくそれがかなわない状況はしばらく変わらないでしょう。そこで、みなさんには本節で「エビデンス」とは何かについてお伝えしておきたいと思います。

本来、「エビデンスがない」という言葉は、臨床試験（患者さんに対して評価をする試験）を行って科学的に調べた結果、「治療効果がなかった」「意味がなかった」ものに対して使われるべきです。

つまり、「患者さんに対して利用すべき科学的な根拠を見出せなかった」ということです。多くの場合、新薬の評価は、これまでの治療法を行った一〇〇〇人と新しい治療を行った一〇〇〇人を比較し、統計学的に（集団として）どちらのグループが成績がいいのかによって判定されます。

個別化・オーダーメイド化が進んでいるにもかかわらず、「人間はみな同じ」のような判断が絶対視されているのです。当然ながら、個人個人の患者レベルで考えると従来の治療法が新しい治療法よりも有効である可能性もありますが、そのような点に対する配慮はなしです。多くの標準治療はこのようにして定められてきたのです。

エビデンスが重要なことは否定しませんが、まだ臨床試験ができていないことだけを理由に、エビデンスがないと断じて否定するのは如何なものでしょうか？

今や、白血病治療に欠かせない骨髄移植も、心臓移植も、肝臓移植も、そして、がん分野で重要な分子標的治療も、ヒトを対象として検証する前にはヒトに有効であると判断し得る統計学的なエビデンスはありませんでした。しかし、ヒトに対して検証されるすべての治療法には、ヒトに対して検証して十分な科学的な根拠（これもエビデンス）があるのです。基礎研究から動物実験に至る科学的なエビデンスの積み重ねがあってはじめて、ヒトへの応用がはじまります。したがって、「ヒトでのエビデンスがない」ことと「ヒトでは意味がなかった」は同じではありません。

現在、標準治療として保険適用で広く行われているすべての治療法も、ヒトで効果があるかどうかを調べる前には、当然のことですが、ヒトでのエビデンスがなかったのです。

アメリカで第一相臨床試験をはじめていいかどうかの審査をする際に「この薬は人間での安全性が確認されているのですか?」と質問すれば、それで委員失格の烙印《らくいん》を押されます。第一相試験は、はじめてヒトでの安全性を確認したり、薬の量を決定する試験ですので、この審査の段階で「人に安全なのか?」と発言することは、第一相試験の趣旨をまったく理解していないと評価されるのです。

この時点で審査委員が考慮すべきことは、基礎研究の結果から判断して、薬剤の標的とする物質が妥当なのか、そして、動物実験の結果からして、ヒトに投与することに科学的なエビデンスがあるのかどうかを評価することです。「安全性は?」「有効性は?」と、段階を踏んで科学的に検証を重ねながら(エビデンスを評価しながら)、一歩ずつ歩みを前に進めていくことで治療法が認められ、保険適用を受け、そして、標準治療になっていくのです。

このように試験的なトライアルを重ねていかなければ、新しい治療法や治療薬というものは誕生しなくなってしまいます。

「免疫療法はエビデンスがない」の一言で、すべてを否定するような風潮が依然として残っています。それが日本の医療の現状です。免疫療法に限らず、古い概念と古い知識で判断していては、いつまで経っても日本は欧米に追いつくことなどできず、「今日を、明日を」という想いで新しい薬剤の出現を待っている多くの患者さんのもとに、日本から世界初の新しい治療法を届けることはできないでしょう。

「ネオアンチゲン療法」とは

数年前、アメリカの「Science」という医学誌に、新しい「免疫療法」の特集が組まれました。そのなかには、「個別化ネオアンチゲン」についてまとめた論文も掲載されていました。書かれていたのは、次のようなことです。

"...a personalized mutanome vaccine has the potential to become a universally applicable therapy irrespective of cancer type."

和訳すると、「個別化ネオアンチゲン（mutanome vaccine＝がんで生じた遺伝子異常（mutation）情報を手がかりに作られたワクチン）は、がんの種類にかかわらず、多くの患者さんに応用できる可能性を持っている」となります。

「ネオアンチゲン」の〝ネオ〟は、日本語で「新しい」の意味、〝アンチゲン〟は目印を意味する「抗原」のことです。つまり、「ネオアンチゲン」とは、「新しくがん細胞の中に生じたがん細胞にしか存在しない目印」のことを意味します。

ちなみに「アレルゲン」というのは、「アレルギー」とこの「アンチゲン」とを組み合わせたアレルギーを起こす目印となっている抗原という意味の言葉です。

がん患者さんのがん細胞を調べると、たくさんの遺伝子の異常が見つかります。この遺伝子の異常によって、がん細胞の表面に新しい目印が出現するのです。

これが「ネオアンチゲン」です。リンパ球という免疫細胞が、がん細胞を攻撃する際の目印（標的）となるのが、この「ネオアンチゲン」なのです。

アメリカでは、「Science」誌で新しい免疫療法の特集が組まれた後、この「ネオアンチゲン」を使った免疫療法の臨床試験が盛んに行われるようになりました。この本でも何度もお話ししてきたゲノム解析の進歩によって、がん細胞の遺伝子の異常を調べることが早く安く正確にできるようになり、この「ネオアンチゲン」を予測して新しいタイプのワクチンを作ることができるようになったためです。およそ五〇項目の臨床試験が登録され、現在進行形でその検証が行われています。

こうしたことからも、もはや「エビデンスがない」のひと言で「免疫療法」という言葉を否定しているような時代ではないということがおわかりいただけるでしょう。

私が長年続けてきたゲノム研究をもとに開発を進めている新しい免疫療法も、まさにこの「ネオアンチゲン」を使う方法です。その治療法がどのようなものなのか、ここからくわしくご紹介していきます。


まずは、ある実験をご覧いただきましょう。①〜③の写真は、増殖を続けるがん細胞が、特別な働きを持つリンパ球によって死滅する、その劇的な瞬間をとらえたものです。

写真①の白く色が抜けて丸く見えるのが、がん細胞。がん細胞よりも小ぶりに見える小さな丸い細胞がリンパ球です。がん細胞に、ある働きを持つリンパ球を加えると、大きな変化が現れます。瞬く間にリンパ球が、がん細胞をぐるりと取り囲み、総攻撃が仕掛けられます（写真②）。すると、がん細胞は次々にパチン、パチンと弾けるように消えてしまいました（写真③）。これは、がん細胞が死滅したことを意味しています。

なぜ、このようなことが起こるのか。

じつは、がん組織のなかには、「がん細胞を攻撃する」能力を持った特殊なリンパ球が存在していることがわかっています。ただし、そのリンパ球の数は、患者さんごとに異なり、人によってはそのリンパ球がほとんど存在していない場合もあるのです。このような違いを生み出している理由の一つとして、がん細胞の表面に、がん細胞にだけ存在している目印の多い・少ないが関係することがわかっています。この目印の多寡には、がん細胞で起こった遺伝子異常の数が影響します。

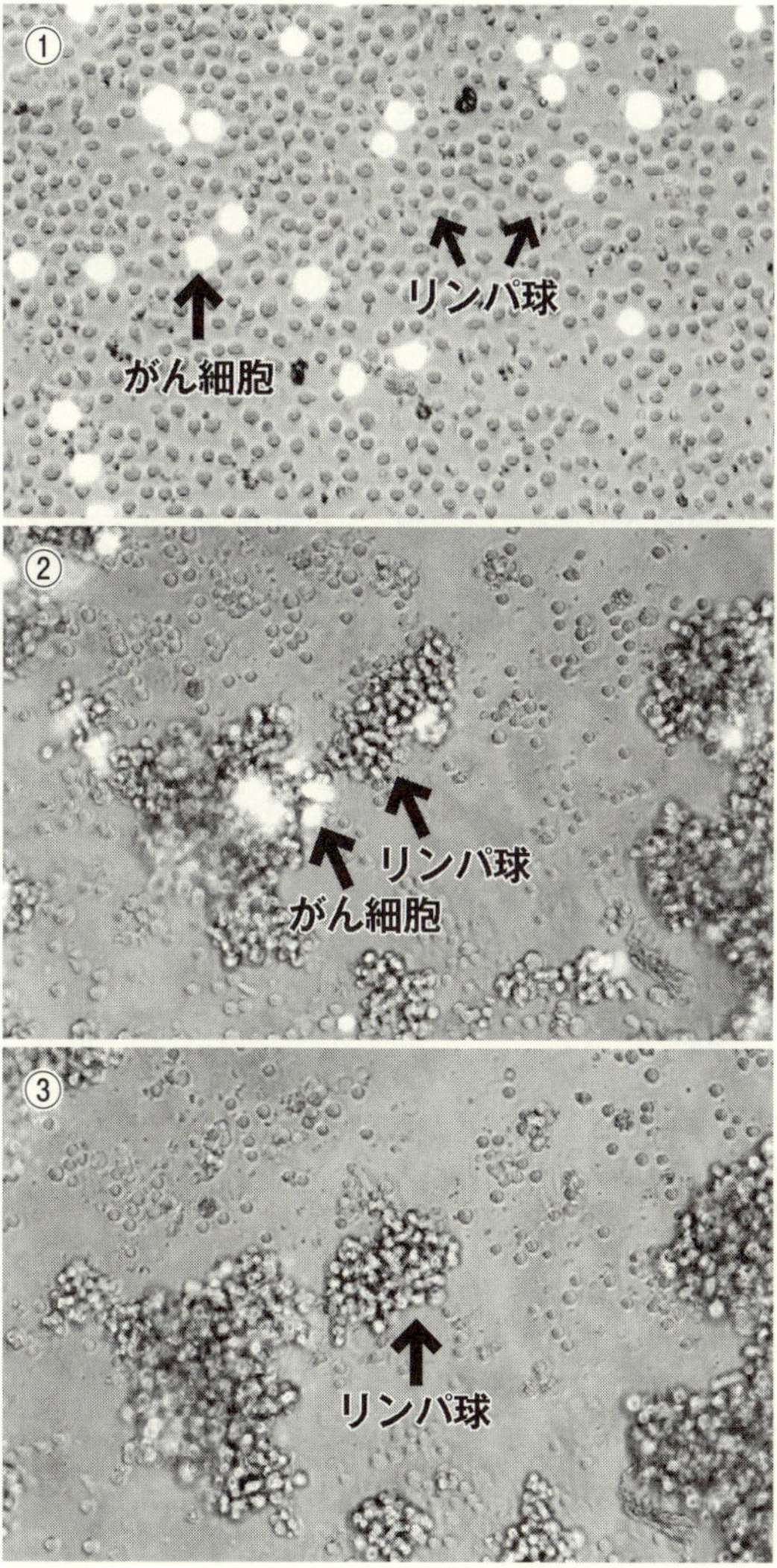

この目印こそが、先ほどお話しした「ネオアンチゲン」なのです。

個人個人のがんのゲノム解析にコストがかからず、早く、正確に行えるようになったことやコンピューター解析能力が上がったことで、患者さん自身のがん細胞に出現している「ネオアンチゲン」という目印を推測することが可能になりました。「ネオアンチゲン療法」の一つとしては、この原理を活かしたオーダーメイド樹状細胞ワクチン療法があります。

治療は、「注射」を打つだけなので、長くても数分で終わります。がんの種類、進行度や、初発のがんなのか、再発したがんであるかにかかわらず、理論的には、だれでも治療の対象になります。もちろん、現状ではいろいろな制約がありますし、まだ保険診療にはなっていません。

ただし、その患者さんのがん細胞での遺伝子情報に応じて設計される「オーダーメイドのワクチン」であるため、病院へ行けばすぐに打ってもらえるというものではありません。患者さんも医療機関も、そのための準備が必要になり、いくつかの適用条件も出てきます。

まず、絶対的に必要なものとして、患者さん自身の「がん組織」があります。より正確にネオアンチゲンを予測するためには、バイオプシー（生検）もしくは、手術時に切除した組織の一部を凍らせたものが望ましいのです。

しかし、多くの場合には、なかなか新鮮なまま凍らせた組織を入手することができません。なぜなら、病院では、多くの場合、がん組織をホルマリンという保存液に浸けて、病理検査のために（細胞の形態を調べるために）プレパラート標本にし、残ったものをパラフィンというロウの中で保管しておくからです。

がん組織をホルマリン液に浸けてしまうと、DNAの解析には使えますが、多くの場合RNAは検査できないほど壊されています。RNAの情報が得られないと、ネオアンチゲンががん細胞で本当に作られているかどうかの最後の決め手を欠いてしまいます。より正確にネオアンチゲンの予測をするためには、正確なRNA情報を得ることのできる新鮮な組織があるほうがいいのです。

とはいっても、がんの手術の場合、比較的大きながん組織を得ることができるので、一部を凍らせて保管している医療機関が多くなってきました。しかし、バイオプシーの場合、得られる組織は非常に小さいので、凍らせて保管しているところはほとんどありません。

幸いにも凍結がん組織が保管してあっても、そして、患者さんが自分のがん組織の遺伝子解析を望んでも、希望通りにならない現実があります。患者さん自身の一部であるがん組織の所有権は病院側にあるという認識のところが多く、病院側が患者さんの希望を拒否するケースが少なくありません。

また、患者さんがこの治療を希望されて、がん組織の採取を希望されても、フレッシュながん組織を得るのは簡単ではありません。体表にあるようながんでも、出血のリスクは避けられませんし、内臓に存在しているがんでは、がん組織を得ること自体が、種々の合併症の観点からも負担が大きいのです。

もう一つ、樹状細胞ワクチン療法の準備に必要なのが「成分採血（アフェレーシス）」という特殊な採血です。患者さんの血液から樹状細胞のもとになる細胞だけを選別して、他の血液成分は患者さんの体内に再び戻すという方法で、所要時間は一回当たり一～二時間ほどです。患者さんの状態によっては、採血に耐え得る血管を見つけることが難しかったり、白血球が少なすぎたり、体力が消耗しすぎていることもありますので、すべての患者さんの要望に沿えるわけではありません。その場合、血液から、遠心分離法で樹状細胞のもとになる細胞を選別して利用することも可能です。

さらに、遺伝子解析や樹状細胞の培養には一定の時間がかかります。かなり改善されてきましたが、最低でも六～八週間はみなければなりません。がんの進行状況によっては、この六～八週間の間に急に悪化することもあり、こうした時間的な制約も大きなハードルになってきます。

臨床試験のかたちでこのような治療の検証ができればと考えていますが、膨大な資金が必要ですので、まだ、そこには至っていません。現在は、私が信頼をおいている免疫療法専門の自由診療医療機関において、この「ネオアンチゲン療法」の相談にも応じてもらっています。

遺伝子解析の結果、見つかるネオアンチゲンの数は、患者さんによって違いがありますが、少ない場合には二〜三個、多い人では一〇〇〇個以上予測されるケースもあります。

一般的には、遺伝子異常の多い場合には、それに比例して予測されるネオアンチゲンの数は多くなります。ネオアンチゲンは、細胞のなかで作られる遺伝子異常を含むペプチド（タンパク質のかけら）が、患者さんのHLAと結合するのかどうかをコンピューターで予測するので、HLAのタイプによって予測される数は影響を受けます。

また、ネオアンチゲンペプチドは化学的に合成することができます。ネオアンチゲンを遺伝子操作法を利用して樹状細胞内で合成させる（作らせる）方法もありますが、今は、機械的にペプチド合成をする技術が進み、コストも下がってきているので、遺伝子操作よりも機械によってペプチドを作らせる方法が主流となっています。

治療には、まず、ネオアンチゲンペプチドを培養した樹状細胞に加えます。樹状細胞上のHLAに加えたネオアンチゲンが直接結合するのか、いったん細胞のなかに取り込まれたネオアンチゲンが細胞内でHLAと結合して、その後、細胞表面に出現するのか、まだ議論が分かれていますが、ともあれ、樹状細胞上でネオアンチゲンペプチドがリンパ球を活性化する抗原として提示されます。

その樹状細胞を、患者さんの皮下（皮内）、もしくは、頸部（首）、腋下（わきの下）または鼠径部（足の付け根）のリンパ節に注射します。点滴治療ではないので、ほんの一瞬です。二～四週間に一度のペースで三ヵ月前後を目安に治療を続け、効果をみます。

また、ネオアンチゲンの数が多く見つかった人の場合は、最初は五～一〇種類を使い、患者さんの免疫反応を見てから、ネオアンチゲンを絞り込んでいくことも行っているようです。

実際に治療を受けた人の多くが、標準治療の抗がん剤では効かなくなった患者さんです。何をやっても上がり続けていた腫瘍マーカーの数値が止まり、急激に下がるのと同時に腫瘍が縮小しはじめた患者さんもいます。……こんなことを書くと、「統計学的に意味があるのか？」と、前後左右から批判の矢が飛んでくることが確実ですが、近い将来にその質問に対する回答は用意できるでしょう。

従来のがん治療は、「〇〇がんにはこの抗がん剤」というかたちで、臓器ごとに治療方針が立てられてきました。二一世紀になって急速に開発が進んだ分子標的治療薬は、特定の遺伝子異常を持った患者さんにしか投与できません。

ネオアンチゲンの場合、遺伝子異常があれば、免疫を活性化できるネオアンチゲンは、ほぼ一〇〇パーセントの患者さんで見つかります。ただし、がん細胞がHLAを作らなくなると、ネオアンチゲン候補のペプチドは細胞の表面に出てくることができないので、ネオアンチゲン（アンチゲン＝抗原＝がん細胞の目印）は単なるネオペプチドとして細胞内にとどまり、分解される運命を辿ります。がんはしたたかで、目印を隠してステルス化することもできるのです。

現状は、標準治療を終えて治療の選択肢がなくなってしまった患者さんに提供されていますが、抗がん剤で免疫力が低下した後に投与するのは、科学的には矛盾しています。患者さんの免疫力が高いときに利用するほうが効果が期待できるのは、普通に考えればわかりそうなものです。

アメリカでは、他の治療法と組み合わせたネオアンチゲン療法も開始されています。将来的には、手術後にこのワクチンを打つことで、再発予防にも活用できると考えています。

「副作用」にまつわる誤解

免疫療法を否定する人たちが、よく「偽モノ」であることの指摘材料に使うのが「副作用」の問題です。彼らは「がん細胞を攻撃すると、一緒に強い副作用も出るはず。それが本モノの免疫療法である証拠だ」と言います。はたして、本当にそうなのでしょうか。

いと思います。

「免疫療法」と一口に言っても、その方法や種類は多種多様で、どのような免疫のメカニズムを利用しているかによって、当然、がんに対する攻撃の仕方や、副作用の有無、現れる副作用の種類もまったく変わってきます。先の主張をする人たちは、この点をまるで理解していないと思います。

具体的な例として、ノーベル賞に沸いた「オプジーボ」を例に考えてみましょう。

私たちの身体は、血液のなかの白血球に含まれる「リンパ球」という免疫細胞によって、外敵（細菌、ウイルス）からの攻撃を防いでいます。リンパ球は、大別するとT細胞、B細胞、NK細胞の三種類があり、オプジーボは、このうちの「T細胞」を活性化してがん細胞を殺しています。

ただ、私たちの研究では、（おそらくヘルパーT細胞と呼ばれる細胞を介して）抗体を作るB細胞が活性化されているケースもありました。オプジーボは、PD―1に対する抗体ですが、これ以外にもPD―L1やCTLA―4（制御性T細胞と呼ばれている、免疫を抑えるT細胞で作られている分子。この分子に対する抗体もがんの治療に利用されています）に対する抗体医薬品もすでに承認されており、これらは「免疫チェックポイント阻害剤」と呼ばれています。

まず、この「免疫チェックポイント阻害剤」がどのように作用している薬剤なのかを改めてくわしく説明します。

私たちの身体に備わっている免疫系は、身体に入ってきたウイルスや細菌などの「異物を排除する」という働きを二四時間体制で行い、身体を守っています。しかし、免疫系が正常に機能せず、自分自身の免疫が自分の身体を攻撃してしまうこともあります。それによって起きるのが、「自己免疫疾患」と呼ばれるアレルギーや関節リウマチなどの病気です。それを防ぐために、私たちの身体にはこの免疫機能を自ら制御する「免疫抑制システム」も備わっているのです。

がんは、身体に入ってきた異物を排除するという免疫網をすり抜ける能力を備えた、遺伝子異常を積み重ねて、正常細胞から改造された細胞です。非常にしたたかで、生き残っていくために自在に変化する性質もあります。当然ながら、この免疫抑制システムにも目をつけていて、がん細胞に、ある変化を起こすことで「異物」と見なされずにうまく生き延びていることがわかっています。

一般的な抗がん剤は、抗がん剤そのものに細胞を死滅させる効果があり、それががん細胞だけでなく、正常細胞にもダメージを与えてしまうことで、多くの抗がん剤で吐き気や脱毛、食欲不振、白血球の低下など、さまざまな症状が現れます。これが二一世紀に一般的に認められた抗がん剤の副作用です。

一方、先に触れた「オプジーボ」には、抗がん剤のような直接的な細胞への攻撃力はなく、がん細胞を死滅させるのは、あくまでも患者さん自身の免疫力です。そのため、抗がん剤で起こるようなタイプの副作用が現れることが少ないわけです。

ところが、抗がん剤では起こり得ない「重篤な副作用」が起きることがあり、注意喚起されているのはなぜでしょうか。

オプジーボは、「がん細胞が作り出して、自分の身を守っている免疫抑制システムを解除する」という働きをもっています。

しかし、これはがん細胞のある場所に限定されたものではなく、全身にあるすべての免疫細胞に働きます。つまり、それまで「自己免疫疾患」が起きないように働いていた免疫抑制システムも、全身で一斉に解除されてしまうことになるのです。

すると、どうなるか。免疫抑制システムがあるおかげで、ギリギリのところで病気が出ないように守られていたところに過剰な免疫反応が起こり、「自己免疫疾患」が発症してしまうことになるのです。それが皮膚で起きれば、重度皮膚障害に、脳で起きれば脳炎に、心臓で起きれば心筋炎にというかたちで強い炎症が起きます。甲状腺で起きれば、甲状腺機能障害に、すい臓のβ細胞で起きれば、Ⅰ型糖尿病を発症してしまいます。

これがオプジーボの「重篤な副作用」と呼ばれるものです。もともと免疫抑制システムが身体のどこで働いているのかは、人それぞれ異なり、事前に調べてわかるような方法もありません（われわれが調べた全身に起こった筋炎のケースでは、治療前にすでに、あるタイプの細胞に対する抗体が上昇していましたが、一般的にはまだ副作用の予測はできていません）。ですから、オプジーボを使用する場合は、慎重に投与して患者さんの様子を見ながら治療が続けられているのです。

では、「ネオアンチゲン療法」などのペプチドを利用した場合はどうかというと、ほとんど副作用らしきものはありません。実際に治療を提供しているクリニックからもそういった報告は挙がってきていません。治療で活性化を目指している免疫細胞は、オプジーボと同様の「T細胞」です。しかし、オプジーボが「免疫抑制システム」を一気に解除することで従来の免疫機能を発揮できるように作用する薬剤であるのに対し、ネオアンチゲン療法は、がん細胞の遺伝子異常から見つかるタンパク質（ネオアンチゲン）を目印に、攻撃を仕掛けるように教育されたリンパ球が、がん細胞だけを狙って攻撃を行うようにデザインされています。

正常細胞にダメージを与えることはないため、副作用はほぼ出ない。同じ「T細胞」を使う免疫療法でも、まったく治療のアプローチが異なるため、副作用の出方も当然違ってくるわけです。

また、後述するＣＡＲ－Ｔ細胞療法では、数億個単位のＣＡＲ－Ｔリンパ球が一気にがん細胞を攻撃するため、サイトカイン放出症候群（ＣＲＳ）やＣＡＲ－Ｔ細胞関連脳症症候群（ＣＲＥＳ）と呼ばれる重篤なアレルギー反応や意識障害などを引き起こし、死に至ったケースも報告されています。これに対しては、抗ＩＬ６（インターロイキン６）抗体の投与が有効です。しかしネオアンチゲン療法では、がんを攻撃するリンパ球を徐々に増やしていくため、このような急激なアレルギー情報は、私の知る限りにおいては報告されていません。

「副作用がない免疫療法は偽モノだ！」という論理があまり科学的でないことが、これでおわかりいただけるでしょうか。

がん治療の進歩を阻むもの

私は日本に戻ってからというもの、知人や友人から、がんの治療に関する相談を受けることが多くなりました。しかし、病気との向き合い方は人それぞれです。使用している治療薬がどのようなものであるかを理解し、自分の治療経過を詳細に記録している患者さんやご家族がいる一方で、自分自身のがんについてほとんど知らない患者さんもいます。

「がんの大きさはどれくらいだったのですか」と聞いても、「聞いていません」と答えるばかり。はじめはそのギャップに驚きました。

しかし、相談を受ける機会が増えるうちに、あまりにも自分のことを知ろうとしていない人が少なくないことに気がつきました。主治医が告げていないとは思い難いのですが、がんの大きさや広がり、臓器のどのあたりに見つかったのか、答えられない人は意外に多いのです。

そんななかで、主治医に「セカンドオピニオンを受けたいのですが……」と相談すると、表情が一変して不機嫌になるケースがあるという話を多々耳にしました。

セカンドオピニオンの制度がはじまったばかりのころは珍しいことではありませんでしたが、いまだにそうなのかと思います。しかし、よくよく話を聞いてみると、そこに「免疫療法」の話題がからんでいる……そのようなケースが多いことがわかったのです。受けられる治療の選択肢が少なくなり、患者さんが「免疫療法」の可能性を聞くと、「私はそんな治療法は認めていません。そんなことを考えるなら、ここにはもう来なくていい」と言い放った医師もいたといいます。

また、「ネオアンチゲン療法」を受けたいと考えた患者さんが「手術時に摘出した組織がほしいのですが」とお願いをすると、「何をするのか？」と患者さんを詰問し、応じなかった医師もいました。

これまでお話ししてきたとおり、この治療のワクチンを作るには、患者さん自身のがん細胞の遺伝子異常を調べる必要があり、そのためには患者さんのがん組織が必要なのです。前向きに対応してくれる医師でも、「その場合は、医師から依頼状を送ってもらってほしい」と書類を求められたり、「倫理委員会に諮《はか》る必要があるので時間がかかります」と言われ、なかなか遺伝子解析に入れなかったケースもありました。患者さんのがん組織は、インフォームド・コンセントの手続きを踏んで、病院が管理しているのでしょうが、患者さんの臓器の所有権はだれのものなのか。患者さんが自分の身体の一部（がん組織）の遺伝子を、自分の意向で調べたいと思っても、第三者からなる倫理委員会の承認が必要になってしまうとは……。へんてこりんな日本です。

「もう延命治療しかありません」
「あなたに残された時間は六ヵ月です」
「これ以上、できることは何もありません」

と告げておきながら、患者さんや家族が他に希望を見出そうとすると、それさえも断ち切ろうとする。それが相手を漆黒の闇に突き落とす言動であることに気づいていないのか。それが、倫理的で科学的な、患者本位の医療のあり方なのか。私には納得しがたいものがあります。

がん組織が手術時に冷凍保存されることが当たり前になったり、患者さんが自ら預けられるような制度を作れば、がん治療に革命的な変化を引き起こすことができるでしょう。がんが悪化したとき、再発したときに、凍結保存しておいた組織があれば、検査や治療に役立つ。そのような時代になるかもしれないのです。

医療は日進月歩で、今は治療法がなくとも、半年後に新しい治療法が開発される可能性はあります。実際に、手術時の患者さんのがん組織を冷凍保存している病院は、ごく一部ではありますが、すでに存在しています。そして、そこで手術を受けたことが幸いし、そのがん組織を使って遺伝子解析を行うことができ、「ネオアンチゲン療法」を受けることができた患者さんもいます。

ただし、将来的にそういった整備がされた際には、患者さん自身も大きな責任を負う覚悟が必要になると思います。いろいろな医師に意見を聞き、考えが異なった場合に、どの治療法や治療薬を最終的に選択するのかは、患者さんや家族の判断と責任になります。

凍結した組織の遺伝子解析を依頼する場合は、組織の量は限られているため、一回使ってしまえば、その次のチャンスはなくなることもあります。いつ、どのような状況で、大事な切り札を利用するのかは、患者さんとその家族の判断に委ねられることになるのです。

医療技術やゲノム解析の技術は、今後さらに進化していくと思います。それと同時に、患者さんや家族の意識改革も必要になっていくでしょう。患者さんが積極的に自分の治療に向き合うためには、患者さん自身が医学の知識を高めていくことが不可欠です。

医療の科学的な進歩と、患者さん自身が病気や治療と向き合う主体性、この両輪が揃ってはじめて、がん医療革命の成功への道が開かれるのです。

がん組織にがんを殺すリンパ球が

がんの六割以上は治るという時代になりましたが、再発がんの治療は現在でも難しい側面があります。しかし、二〇一八年六月、「Nature Medicine」という権威ある国際学術誌に、アメリカ国立がん研究所（ＮＣＩ）の研究者がある論文を発表し、世界中から注目が集まりました。

その論文では、ある乳がんの患者さんの体中に存在した転移が半年後に五〇パーセントまで縮小、一年後には完全に消滅し、そのまま二年が経過しているという、驚くべき症例が紹介されていたのです。

治療を受けたのは、四九歳のアメリカ人女性。乳がんの初回治療を終え、経過は良好でしたが、しばらくして再発が見つかったのです。肝臓や胸膜に数センチ径のがんが多数ありました。この治療を受ける前までに七種類の抗がん剤治療やホルモン治療が行われましたが、思うような効果は上がりませんでした。

そこで行われたのが、がん組織から取り出したリンパ球を培養して数を増やしたのちに患者さんに戻す、腫瘍浸潤性リンパ球（ＴＩＬ＝Tumor Infiltrating Lymphocyte）注入療法と、免疫チェックポイント阻害剤である「キイトルーダ」（オプジーボと同じＰＤ―１に対する抗体）を併用するという治療でした。

大きな変化が現れたのは、治療開始から半年が過ぎるころでした。どんな抗がん剤やホルモン療法を行っても、めぼしい効果がなかった肝臓や胸膜の腫瘍が次々と消えはじめ、数ヵ月後には完全に消滅。それから二年以上にわたり「再発なし」という劇的な効果が現れたのです。

この治療の責任者で論文を執筆したＮＣＩのスティーブン・ローゼンバーグ医師は、あるインタビューでこう語っています。

「『キイトルーダ』を投与した影響を評価したところ、それ自体は治療効果にあまり寄与していないという判断に至りました」

注射したリンパ球を調べたところ、がん細胞で起こっている変異によって生み出されたネオアンチゲンを攻撃目標としていることが重要なポイントでした。患者さんのがん組織から取り出した、結果的にはネオアンチゲンを標的とするリンパ球を体外で増やすことで、画像上からすべてのがんが消えたと考えられたのです。

この結果は、ネオアンチゲンワクチンを利用して患者さんのがん細胞を攻撃できるリンパ球を増やすことが重要ながん治療戦略の一つとなることを証明しました。

掲載誌である「Nature Medicine」は、最先端医学研究に特化したトップレベルの国際学術誌です。世界中の医学者が投稿してくる論文は厳しく精査され、基準レベルを満たすものだけが掲載されます。

このニュースが世界中で報じられた際、一部の医師からは「たった一例なら、たまたまということもある。それなりの症例数でなければ説得力はない」と否定する声も上がりました。

しかし、たとえ一例であっても、この論文によって、がん細胞を攻撃するリンパ球がネオアンチゲンを目印としてがんを攻撃していることが確認された意義は大きいのです。こうした症例報告が集まり、データが積み重ねられていくことが、臨床研究では非常に大事なのは言うまでもありません。

それに、ゲノム医療の分野では、一つの症例がもたらす意味が明らかに違います。

たしかに、一昔前の臨床研究では、このような報告が一例あっても、「たまたまよく効いたケース」で終わってしまっていました。しかし、このケースでは、体外で増やしたリンパ球がネオアンチゲンを目標としていることが科学的に証明されています。ゲノム医療であれば、なぜよく効いたのか、どうすればすべての患者さんに同様の効果を出せるようになるのか、遺伝子解析という見地から、科学的に分析することができるのです。

また、「ネオアンチゲンワクチン療法」は、患者さん自身の免疫を徐々に活性化してがん細胞を攻撃するという方法のため、多くの場合、治療に即効性はありません。目的とするリンパ球が、一気に数億個に増えるはずもありません。ネオアンチゲンを見つけたリンパ球が刺激を受けて、一個のリンパ球が二個に増え、そしてさらに四個に増え、八個、一六個と増えていくのですから、患者さんの体内で、がん細胞を免疫の攻撃から守ろうとする力と患者さんのがんを叩く免疫力との形勢が逆転するまでに、一定の時間がかかります。論文に紹介された女性が、リンパ球の注入から六ヵ月も経って大きな変化が現れたのはそのためです。

ローゼンバーグ医師は、他にも「結腸がんや胆管がんで腫瘍に存在するリンパ球を注入した二名の患者の腫瘍が縮小した」と報告しています。

ローゼンバーグ医師の乳がん患者のケースでは、「キイトルーダ（免疫チェックポイント阻害剤）の影響はない」と判断されましたが、現在、「ネオアンチゲン療法」と「オプジーボ」を組み合わせて治療効果を調べる臨床試験も行われています。

「ネオアンチゲン療法」と併用することで、それまで「オプジーボ」が効かなかった人でも効果が出るようになる、がんの増殖スピードのほうが速くてネオアンチゲン療法の効果が弱かった人も「オプジーボ」と併用することで効果が出てくる、効かなくなっていた抗がん剤にも効果が出るなどが期待されています。おそらく将来的には、免疫療法と放射線療法や抗がん剤療法を組み合わせて行う時代になっていくでしょう。

そして、先述したT細胞を活性化する療法として注目されているのがCAR—T細胞やTCR導入—T細胞を利用した治療法です。がん細胞を患者さん自身の細胞で攻撃するために、CAR（キメラ抗原受容体）というタンパク質を作り出せるように改変したのがCAR—T細胞です。

これらの二つのT細胞療法は原理的には同じで、T細胞の持つがん細胞を殺す性質を生かした治療法です。図表13にあるように、CAR—T細胞療法に使われるT細胞は、がん細胞を識別する道具として抗体を利用しています。抗体にT細胞を元気にする分子を結びつけるように工夫した遺伝子を患者さんのリンパ球に組み込んで、億単位のがん攻撃リンパ球を人工的に作りだしているのです。抗体を通して、がん細胞とT細胞を結合させて、がん細胞を殺します。

それに対して、TCR導入—T細胞は、ネオアンチゲンもしくはがん細胞でたくさん作られているがん特異的遺伝子（正常細胞でもわずかに作られていることがあります）を見つけて、がん細胞に結合できるTCR（T細胞受容体）を利用します。TCR遺伝子を患者さん

図表13　CAR-T（Chimeric antigen receptor-T）細胞とTCR（T-cell receptor）導入-T細胞

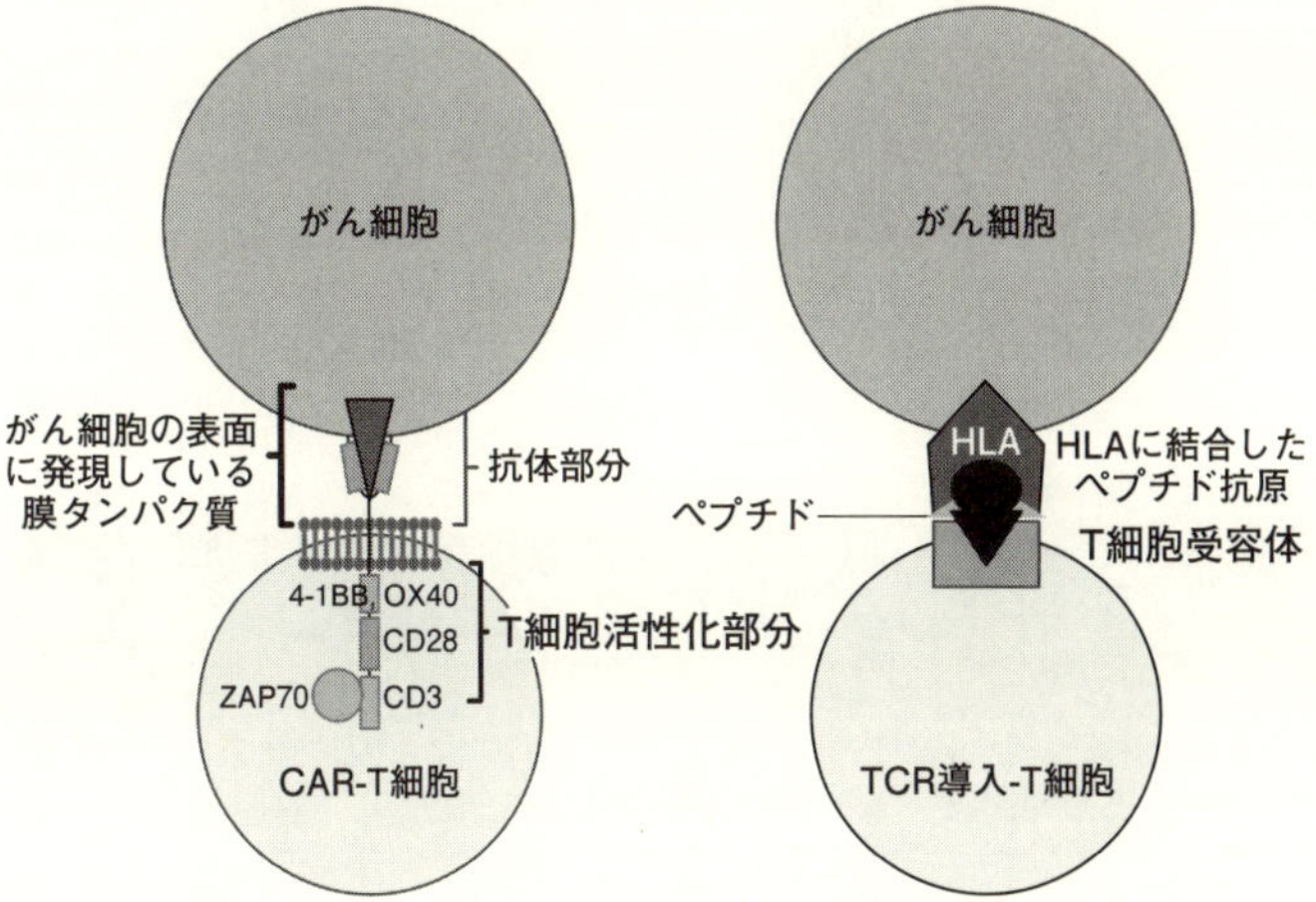

自身のリンパ球に組み込み、ＴＣＲによってＴ細胞をがん細胞と結合させ、がん細胞を殺す分子をがん細胞に浴びせかけて、攻撃するように工夫したものです。これによっても、億単位のがんを攻撃するリンパ球を作り出すことが可能です。このＴＣＲ導入—Ｔ細胞療法は、血液系のがんに対して試みられ、高い効果を示すことが実証されています。

しかしながら、これらのＴ細胞療法は、固形がんに対しては効果がいまひとつでした。

ところが一九年七月に「Science」誌に掲載された論文によれば、（対象が人ではなく動物ではあるものの）固形がんでは有効ではなかったＣＡＲ—Ｔ細胞治療が、ワクチンを利用して活性化したところ、治療効果の増強が認められたということです。

繰り返しになりますが、がん組織にはがんを攻撃しようとするリンパ球と、がんをその攻撃から守ろうとする分子や細胞が混在して、せめぎ合っています。免疫チェックポイント抗体の効果にも、このがん組織内での攻撃側と防御側の比率が大きく影響します。この論文が報告した研究は、CAR－T細胞の効果が発揮できない理由を攻撃側の力が不足しているためと考え、さらにCAR－T細胞を活性化する一工夫を加えたものです。

今後も、世界中から患者さんの免疫力を高める治療法が次々と繰り出されることでしょう。CAR－T細胞に加え、ネオアンチゲン療法や、ネオアンチゲンを見つけてがん細胞にくらいつけるようなTCRを導入したT細胞療法などの免疫療法の新たな流れは必至だと思います。ただ、国内にはあまり信じる人がいないのが頭痛の種ではありますが、オーダーメイド医療と同じで、世界の常識とならないと目覚めないのが日本の習性です。

それでも、新しい免疫療法の流れはあと二、三年で定着すると私は思います。

「もう治療法はない」と宣告を受けた末期がんの人でも、がん細胞を消滅できる可能性がある――。がん治療は確実に新たな時代へと突入しているのです。

第五章　私とがんとの闘い

骨折と『白い巨塔』

ここで私自身のがんとの関わりと、医学の道に入ったきっかけ、医師として歩んできた道のりを簡単にお話ししたいと思います。

まったく自慢にはなりませんが、私がはじめて入院した（はじめて学校を休んだ）のは、中学二年の冬休みのことでした。友人とスキーに行った際に、右脚の大腿骨、脛骨、腓骨という三本の足の骨を折る大怪我を負ったのです。

家族に迎えに来てもらい、信州の松本から担架に乗せられたまま大阪に戻ってきました。複雑骨折で腰までギプスで固定されていましたので、当然ながら椅子に座ることもできません。担架ごと夜行列車の網棚に乗せられ、目の前に天井がある状態で、一〇時間近く列車に揺られていました。

そのまま、救急車で大阪市立大学医学部附属病院に搬送され入院、手術となりました。三学期は一日も学校に通えないまま（これも自慢にはなりませんが）、入院生活は三ヵ月に及びました。この間に整形外科の医師が患者さんたちと向き合う姿を見て、「将来、自分も医者になって人を助けたい」という思いが芽生えました。

……と言いたいところですが、入院中の患者がもっとも長く接する医療スタッフは看護師さんです。毎日忙しく働きまわって患者さんたちのお世話をしている姿を眺めるうちに医療への関心が高まっていったと言うほうが正しいかもしれません。いずれにせよ、手術とその後のリハビリのおかげで、私は普通に歩けるまでに回復できました。小さいころから算数が好きで、将来は数学者の道へと考えていたのが、「医師」という職業に一気に気持ちが傾いたのは、この入院生活での体験がきっかけになったことに違いありません。

そして、その想いをより強くしたのが、高校時代に出会った一冊の本でした。作家・山崎豊子さんの長編小説『白い巨塔』が目に触れたのです。大学病院の医局制度のひずみや人間模様をテーマに医学部の生々しい姿を描いた作品は衝撃的で、映画やテレビドラマで佐藤慶さんや田宮二郎さんが主人公の外科医・財前五郎を演じたことでも話題となっていました。私は夢中で読み、財前五郎とは対照的な里見脩二という若い内科医の正義感のほうに強く心惹かれました。

小説のようなドロドロした世界で生きていくことができるのか不安はありましたが、この物語のモデルと言われた「浪速大学」、いや、大阪大学医学部に進学することになったのも運命でしょうか？　小説に登場した病室から眼下を見おろす眺めは、キャンパスが現在の千里に移転する前、中之島にあったころの大阪大学医学部附属病院からの風景そのものでした。

話はそれますが、私が大阪大学医学部を受験する直前、過去の入学試験において、入試問題の漏洩が発覚して大騒ぎになりました。入試問題を印刷していた大阪刑務所から問題が流出して、不正に入学していた学生がいたことが明らかとなり、合格発表時には多くのメディアが詰めかけていました。これも今となっては懐かしい思い出です。

さて、無事に六年間で卒業して医師となり、やがて腫瘍外科医としてがんの患者さんを担当するようになると、今度は主人公・財前に対する見方が変わってきました。唐沢寿明さんが主演した『白い巨塔』では、財前が治せない病気を治すことに使命感を覚え、「治せないがんの患者さんを自分の力で何とかしたい」と語っていました。自分の信念を貫き、夢を実現するためには、それなりの立場が必要だと思います。かつては、財前五郎という医師をまったく受け入れることはできませんでしたが、唐沢さんが演じた終盤の財前五郎には、少し惹かれる部分がありました。

じつは、私は中学時代に二人の肉親をがんで亡くしています。「がん」という病気を最初に意識したのは、まだ医師を志す前。中学一年のときに、祖父が肺がんで他界したのです。がんの進行で肺に水が溜まり、針を挿して胸水を抜く様子を間近で見たのも、それが初めてのことでした。医師が採取した胸水が赤い色をしていて、不吉な予感がしました。そして数カ月後に祖父は亡くなりました。

翌年、先述の三ヵ月の骨折入院を経験し、春から中学三年生になると、今度はまだ三〇歳台だった叔父が膀胱がんで旅立ちました。叔父も、がんが見つかってから亡くなるまでわずか数ヵ月と、本当にあっという間でしたので「がんは怖い病気だ」と強烈な印象が刷り込まれました。私がのちに腫瘍外科医としてがん治療に携わるようになったのは、この二人の死に直面したことが大きく影響しています。

二人の患者を看取る

大学を卒業し、入局した大阪大学医学部第二外科で、私は教授から医師としての姿勢を多く学びました。教授の名は、神前《こうさき》五郎先生。『白い巨塔』のモデルとなった大阪大学で、主人公「財前五郎」と一字違いの教授。『白い巨塔』が映像化されるたびに「財前五郎のモデルでは？」と噂されてしまうのがお気の毒でしたが、もし、神前先生が財前のような医師なら、私は第二外科には入局していなかったと思います。

実際の先生は、もちろん手術の腕は素晴らしかったですが、医師のタイプとしては財前よりどちらかというと里見に近い、学究肌の立派な方でした。医局のカンファレンスでは、私たち若手のスタッフが筋道の通った説明ができなければ、その矛盾点を論理的に突いて来られるので、医局の会議にはいつも緊張感が漂っていました。このようなピリッとした雰囲気のなかで育たなければ、人間は成長しないものだと今でも思います。

そして、当時の大阪大学の教授が神前先生でなければ、「研究者・中村祐輔」は間違いなく存在しなかったと思います。神前教授は、私が臨床医から基礎研究者という道に進むきっかけをくださった恩師でもあるのです。

大学での研修は二年間の予定でしたが、考えるところがあり、大学での研修を六ヵ月でやめ（これも自慢にはなりません）、大阪府立病院で「救急医療」を一年間徹底して学びました。一年間に二〇〇日近くを病院で当直して、自分を鍛えました。今なら労働基準監督署に問題視されそうですが、自らの研鑽《けんさん》のために当直したのであり、医師としてのあり方を学ぶのに役立ったと受けとめています。

今なら間違いなく「ブラック」と言われるような環境ですが、人の命を預かるような仕事を選んだ以上、それくらいの覚悟が必要だと思います。働き方改革は重要でしょうが、今の若い医師たちにも「医療」の本質をしっかりと考えて欲しいと願っています。

そこで医師としての基本を身につけたのち、瀬戸内海に浮かぶ『二十四の瞳』や「オリーブ」で有名な小豆島の町立内海病院（町村合併で、今はなくなってしまいました）、そして、大阪の市立堺病院と、地域に根ざした医療現場を渡り歩きました。国立大学病院、府立病院、市立病院、島の病院で患者さんと向き合ったことは、私の視野を広げることに役立ちました。都市部の医療環境だけで論じると、忘れ去られる患者さんたちがいることを身をもって体験したことは人生の大きな財産になっています。

市立堺病院で、食道がんやすい臓がんの手術を任せられるようになって、外科医として手術に明け暮れる日々を過ごしていた冬のある日、病院の医局に一本の電話が入りました。相手は私が尊敬していた大阪大学第二外科の小川道雄先生（のちに熊本大学外科教授）でした。

「神前教授から、外科でも遺伝子研究が必要になると思うので、遺伝子を研究する人選を頼まれた。君は学生のときに生化学教室で研究していたので適任だと推薦しておいた。そこでの研修を三ヵ月早く切り上げて、すぐに大学に戻って欲しい」と突然の指示が伝えられたのです。大きな手術を任されるようになり、外科医として独り立ちしつつあったので、もう少し市立堺病院で外科医としての修業を積みたいという想いが強かったのですが。

しかし、がんの患者さんと真剣に向き合う毎日を過ごすなかで、同時に苦悩も抱えていました。自分とさほど年齢が変わらない若いがん患者さんを看取るなかで、がん治療の限界と自分に対する無力さも感じつつあったからです。とくに、なぜ若くしてがんができるのか、なぜ患者さんによってがんの進行の速さが違うのか、なぜ抗がん剤の効き方にも個人差があるのか。臨床現場で感じた疑問を、科学的に解明したいという気持ちにも駆られていたのです。

いまでもはっきりと脳裏によみがえるのは、苦しんだ末に亡くなられた患者さんのことばかりです。とくに忘れがたい二人の若い患者さんがいます。一人は、私が二七歳のときに担当した女性。

彼女は私と同じ二七歳で、スキルス胃がんを患っていました。今では、本人へがんを告知し、治療にあたるのが当たり前になっていますが、当時はまだがんは不治の病という印象が強かったために、患者さん本人にがん告知をすることがほとんどなかった時代でした。大半のケースで家族に本当の病状を伝えて、本人には「良性の病気です」と偽っていました。そのようななかで進行がん患者には治療の選択肢はほとんどなく、日に日に弱っていく姿を見守るしかありませんでした。

彼女は開腹手術をしたものの、すでにお腹のなかにがんが広がっていて、手の打ちようがない状態で、抗がん剤治療もまったく効きませんでした。がんの告知をしていないなかで、徐々に悪化して弱っていく患者さんの病室を訪れるのは辛いことでした。次第に弱っていく患者さんに対して通用するとも思えない言いわけを繰り返す日々に、自分自身への疑問ともどかしさを感じながら、病室に向かっていたような気がします。

しかし、患者さん本人も自分の身体の異変を薄々感じていたと思います。疑問を口に出すことが怖かったのかもしれません。しかし、苦しさ、辛さに耐え切れなくなったのでしょう。ある日、病室へ顔を出すと、彼女は突然、私の白衣の袖を摑み、大声で泣き叫ぶように言ったのです。

「先生、このお腹の塊を何とかしてください！」

まったく心の準備ができていなかった私は、動揺してただ立ちすくみ、答えを見つけられず、涙をこらえるのが精一杯でした。患者さんに向き合うことの難しさを、改めて感じました。

もう少し、自分がもっと医師らしい対応ができていれば、患者さんの心を和らげることができていたのではと、今でも後悔が残ります。最終的には、私から真実を伝えることになりましたが、それから間もなく天国に旅立っていかれました。しかし、今は告知ができるとはいっても、患者さんと目も合わせずに、機械的に余命を伝える状況が医療として正しいとは思っていません。

二人目は、それから間もなく、やはり、市立堺病院に運ばれてきた三六歳の男性の患者さんでした。腸閉塞（腸が詰まって食べ物や便が流れなくなる状態）を起こして運ばれ、緊急手術となりました。お腹を開けてみると、大腸に大きながんがあり、その部分の上流の腸が倍くらいに大きく膨らんでおり、がんの下流が正常な太さだったので、腸閉塞の原因はすぐにわかりました。しかし、肝臓にも大きな転移が複数あり、腹膜にもどうすることもできない状態にがんが広がっていました。

　がんを完全に切除することはできないので、とりあえず、ものが食べられる状態にするために、閉塞の原因となっている大腸の上と下の部分をつなぐバイパス手術を行ってお腹を閉じたのです。食べ物がスムーズに流れるようになれば、普通に食事をとることができるので、全身状態は一時的に良くなります。少し状態が落ちついてきたときに、私は男性に、

「週末は家に帰って、奥さんと子供さんと過ごされてはどうですか?」

と一時帰宅を勧めました。

　すると、私の言葉を聞いた途端に、男性ははらはらと涙をこぼしたのです。私は驚いて、どうしたのか尋ねると、彼は噛みしめるように言いました。

「もう私は、二度と生きて家に帰れるとは思っていませんでした」

と。若かった私は、このときも言葉に詰まり、十分な対応ができませんでした。お腹のなかのがんの状況からして、この男性の命がわずかしか残されていないことは私にはわかっていました。

　本当は「そんなことはないですよ。一緒に頑張りましょう」と言ってあげるべきだったのでしょうが、言葉が見つかりませんでした。

男性はその後、数ヵ月間、週末だけ自宅で家族と一緒に過ごすことができましたが、当然ながら命が尽きました。臨終を告げた私は、夫の亡骸《なきがら》の側で泣き崩れる奥さんと、父親が亡くなったことも理解できずにベッドの周りで無邪気に遊ぶ幼い二人の子の姿を前に、がんという病気への敗北感で涙が滲みました。こうした経験を通して、若い年齢で発症する遺伝的ながんへの関心が増したのだと思います。しかし、そのときには私自身がその原因となっているであろう遺伝子を見つける研究に携わるとは夢にも思っていませんでした。

外科医から「遺伝子」の基礎研究者へ

話は戻ります。考えた末に、私は市立堺病院に迷惑をかけないよう後任医師を送ってもらうことを条件に、大学に戻って遺伝子研究をしようと決意しました。

神前教授は、外科医である一方で、血液凝固の仕組みやがん化の過程・遺伝子が働く仕組みなど、身体の根本原理を理解したいという学問的な探究心も非常に強い方で、大学に戻った私に、「中村君、これからのがん研究には遺伝子を学ぶことが不可欠な時代になるよ」と言われました。今思えば、当時六〇歳を過ぎた大先生が、二〇歳台の私を通して最新の分子遺伝学の知識を学ぼうとしていたことに対して、その熱意ある姿勢に本当に頭が下がる思いがします。

その後、遺伝子解析技術を身につけたのち、三一歳でアメリカのユタ大学へ留学し、本格的に遺伝学研究、そして、それが発展したゲノム研究の道に入りました。今でも自分自身では性格的に基礎研究者に向いていないと思っていますが、運命なのか、天命なのか、私はそれ以後メスを捨て、日米を行き来しながら研究に没頭することになったのです。

「患者さんの状態を正確に把握する」

「目の前の患者さんに行っている治療行為がベストかを問う」

この二つは、私が大阪大学第二外科に在籍していた当時の神前教授からの教えです。最初の「患者さんの状態を正確に把握する」は、まさに、現在のプレシジョン医療につながる考え方です。この歳になり振り返ってみると、この恩師の姿勢が私を「オーダーメイド医療」に導いてくれたような気がします。

ユタ大学から日本に帰国して学会で講演をするたびに、神前先生にはいつも温かく声をかけていただきました。現役のころとは異なり、細い目でにこやかに講演の感想などを語ってくれました。しかし、当時とまったく変わらない知的好奇心は、私など足元にも及ばないものでした。九〇歳を過ぎてからも、「がんと闘うな」と提唱する近藤誠氏に、がん患者のためにならないと論戦を挑んだ姿には、心から感動を覚えました。そんな我が師の純粋な気持ちを「『白い巨塔』のモデルが近藤氏に論戦を挑んだ」と見出しをつけた日本のメディアの安っぽさには腹が立ちましたが、この恩師の気持ちを忘れないように肝に銘じねばと、日本でチャレンジを続ける覚悟を改めて強くしたのです。

最後まで医師としてあるべき姿を私たちに見せ続けてくださった神前先生は、四年前の二〇一五年、九五歳で天に召されました。

「中村君、今日の話はよかったね」

私が講演を終えると、先生はそう言ってまずねぎらい、具体的な感想をくださいました。このひと言をもう一度、聞いてみたい――。今も講演を終えるたびに、ふとそんな想いに駆られることがあります。

FBIからのスカウト

ユタ大学に留学する一九八四年から遡ること三年前の一九八一年の四月から、大阪大学医学部分子遺伝学研究施設の松原謙一先生のもとで基礎研究をスタートしました。当時は、人の特定の遺伝子を一つ見つけるだけで大変な時間と工程を要しました。

私の研究にはRNAをもとにDNAを作ることが必要でしたが、それに必要な「逆転写酵素」と呼ばれる特殊な酵素は、当時はまだアメリカ国立衛生研究所（NIH）から譲り受けるしか方法がなかったのです。今では実験に必要なものの多くがキット化されて販売されていますが、四〇年近く前にはすべて手作りの作業でした。本当に隔世の感があります。もちろん、遺伝子研究をしている外科医など、日本国内には、そして世界にもほとんどいませんでした。

そして、私の心のなかで発症年齢の低い遺伝的な要素の大きながんに関心が高まっていくにつれて、そもそもがんはどのように発生するのか、そのカギは遺伝子にあるのではないかと考えさせられるような事実が明らかにされてきました。

さまざまな海外の論文に目を通すなか、ある日、遺伝性大腸がんの一種である家族性大腸腺腫症の論文が目に止まったのです。家族性大腸腺腫症は第一章でもご紹介した通り、大腸に何千個ものポリープができ、放置すれば確実に大腸がんになるという遺伝性の病気です。発症年齢は一〇歳から二〇歳台と若く、優性遺伝病ですので親が病気であれば、子供は二人に一人の確率で同じ病気にかかります。

この論文を読み、そして、この原因となる遺伝子を見つけるための手がかりとして必要な家系図を目にして、この研究に加わりたい――。そんな強い衝動に駆られて、執筆者であるユタ大学のレイ・ホワイト教授に手紙を出しました。しばらくしてポスドク（博士研究員）として受け入れてくれるとの返事が届き、八四年一〇月にユタ大学のあるユタ州ソルトレイクシティーに移ったのです。

ソルトレイクシティー市にはモルモン教（末日聖徒イエス・キリスト教会）の本部があり、市民の約半分は信者でした（ユタ州全体だと七〇パーセント）。モルモン教の人たちは医学研究には非常に協力的で、多くの方が血液サンプルを提供してくれました。集まった血液からＤＮＡを抽出し、遺伝性のがんの原因となる遺伝子が染色体のどこにあるのかを地道に調べていく一歩から歩み始めました。この病気の原因がわかれば、がんを起こす仕組みに迫り、がんを治すための手がかりを見つけることができると考えたのです。

しかし、私の不勉強のため、留学してから、当時の遺伝子解析技術は、父親か母親かの遺伝子を区別することがほとんどできないレベルであることに気づきました（ユニフォームを着て野球場に行ったのにボールがなかったようなものです）。ＤＮＡマーカーを使って両親の染色体を区別することができなければ、病気の遺伝子の場所さえ見つけることができません。

後日、振り返って幸運だったと思うのは、私は父親と母親の染色体を区別するマーカーを効率よく見つけ出す方法を見出したことです。これによって、祖父母から、父親、あるいは、母親を通して、どの遺伝子がどのように受け継がれたのかを調べるマーカーをたくさん作り出しました。

八五年から七〜八人の研究助手を任され、多数のＤＮＡマーカーを見つけ出すグループを率いて、論文にまとめたのは八七年のこと。これらのDNAマーカーを見つけることは世界的にもインパクトのあることで、これをもとに遺伝性の病気やがん細胞での染色体異常（がん抑制遺伝子）を調べる研究が一気に進んだのです。八〇年代後半に、世界中の研究者に利用された父母の染色体を区別するDNAマーカーの七〜八割は「ホワイト・ナカムラマーカー」と呼ばれましたが、これらは私のグループが発見したものです。

また、私の研究は、八五年にアレック・ジェフリーズ博士が報告したDNA指紋マーカー（ミニサテライトマーカー）に端を発するもので、イギリスのスコットランドヤードでは犯罪捜査にこのミニサテライトマーカーを利用しはじめたころでした。先述の、私が報告したDNAマーカーはVNTR（Variable Number of Tandem Repeat）マーカーと呼ばれ、私が論文を報告したあと、FBI（米国連邦捜査局）の研究者がこれを犯罪捜査（DNA鑑定）に利用するため、共同研究者として派遣されてきました。

そのFBIの担当官から、ある日突然、「FBIに来ないか」とヘッドハンティングを受けたことがありました。もちろん、冗談に過ぎないと思い、「私には米国の市民権がないよ」と軽く受け流したのですが、「大丈夫さ。それにはこちらが責任を持つから」と至って真面目な答えが返ってきたのです。

アメリカのドラマで犯罪を立証する証人が殺されるような場面が頭の片隅にあり、私だけでなく、家族にとっても危険だと思い、丁重にお断りしました。もし、このときの誘いを受けていたら、今ごろどんな人生を送っていたことか……。

遺伝子研究に捧げた日々

ユタ大学への留学は二年間の予定で、期間が過ぎれば、大阪大学の第二外科に戻るつもりでいました。しかし、留学から三年、四年経った八〇年代の後半には、私の名前は、前述したDNAマーカーのおかげで遺伝学の世界で国際的に知られるようになっていました。そして、八七年から八八年にかけて日本の大学に加え、欧米の七つの大学、研究所などから誘いを受けました。留学をしたときにはメスを捨てるなど夢想だにしていませんでしたが、患者さんに広く貢献できる道を考え、最終的に基礎医学研究者になることを決心したのです。救急医療の分野で生きていく自信もあったのですが、人間の運命は不思議なものだと思います。

八四年に留学してから、家族性大腸腺腫症の遺伝子研究に取り組み、最終的にその原因遺伝子であるAPC遺伝子を発見できたのは、なんと七年後の九一年のことでした。それは、道路がない荒野に道を自分で舗装しながら歩いて行き、どこに犯人がいるかを探し回って見つけたような感じでした。今のキットを使って研究をしている若い研究者には理解できない世界です。

八九年に、当時大塚駅（山手線）近くにあった癌研究会癌研究所に戻り、ジョンズ・ホプキンス大学のバート・ヴォーゲルシュタイン教授のグループとの共同研究を続け、このAPC遺伝子を見つけました。論文は科学雑誌「Science」に掲載され、世界中から注目が集まりました。

ヒトの細胞の中にはTCGAという四つの遺伝暗号が六〇億塩基対あります（半分は母親、半分が父親由来のものです）。最初に異常を見つけた患者さんでは、この六〇億塩基対のうち、Cの一つがTに変わっていたのです。この一つをきっかけとして遺伝子を調べた結果、多くの家族性大腸腺腫症患者でこのAPC遺伝子異常が見つかりました。そして、遺伝性でない大腸のポリープやがんでも七〇～八〇パーセントの頻度でこの遺伝子に異常のあることを見つけました。

このAPC遺伝子という原因がわかるまで、家族性大腸腺腫症患者さんの子供たちは、五〇パーセントの確率で同じ病気を発症するリスクを抱えながら生活を送っていました。優性遺伝病は、親から子へと五〇パーセントの可能性で病気の遺伝子が遺伝するからです。手遅れになればがんが生じますので、二〇歳台、あるいは、一〇歳台から毎年、大腸の検査を受けることが少なくありませんでした。

病気の遺伝子を受けついでいるかどうかわからない以上、がんになる前に……早く手を打つためには、そうするしか手がありません。しかし、原因遺伝子が見つかった後は、遺伝子検査によって判定することができるようになりました。腺腫症の症状が現れた時点で、直腸だけ残して結腸をすべて切除すれば、排便機能は保たれるので、人工肛門ではなく、トイレに行って排便することができます。その後、定期検診で、もし残された直腸にポリープが見つかっても、そのつど、内視鏡で切除できます。また、遺伝子検査をして陰性とわかれば、病気になるのかもという精神的な負担からも、定期検診のわずらわしさからも解放されます。

このように、病気の原因がわかれば、治療法の開発（APC遺伝子の場合、まだ、そこまで至っていませんが）や患者さんのQOL（生活の質）の改善に繋がるということを示すことができた最初のケースとなったのです。もちろん、陽性になった人にとって、定期的に検査を受けなければならない精神的な苦痛や経済的な負担など、配慮すべき課題はありますが、ゲノム医療の進歩が患者さんの暮らしや命を守る一助になっていることは確かだと思っています。

母の死

ユタ大学に留学していたときに共同研究をしていたヴォーゲルシュタイン教授たちと報告した論文には、大腸がんの多段階発がんに関するものがあります。これは正常細胞から一気にがん細胞が生まれるのではなく、正常な細胞に遺伝子の異常が積み重なっていくことにより、正常な細胞から良性腫瘍（ポリープ）へ、そして、良性腫瘍からさらに悪性腫瘍（がん）に段階的に変化していく様子を科学的に証明したものです。

人間の細胞は環境や食事に含まれる物質や紫外線などにより、遺伝子を傷つけられています。高齢になるほどがんができやすいのは、そうした影響が積み重なって歳を取るほど細胞内部に蓄積される遺伝子異常が増えてくるからです。

大腸に話を戻すと、前述のＡＰＣ遺伝子が壊れると大腸にポリープ（腺腫）ができ、さらにＫＲＡＳ遺伝子に異常が起こるとポリープが大きくなります。さらにポリープの細胞内でp53遺伝子に異常が起こるとがんになります。

私のゴールはがんを治癒させることです。大腸がんに関連する遺伝子三種類を紹介しましたが、これらを標的とする治療を考えるのは自然の流れです。とくに、一九九〇年代後半には、特定の遺伝子をがん細胞に届ける遺伝子治療が可能となったので、まず、これを利用することを考えました。

正常なＡＰＣ遺伝子とｐ53遺伝子は、がん細胞の増殖を抑える働きがあることがわかっていました。ＡＰＣ遺伝子よりもｐ53遺伝子のほうが小さくて扱いやすいので（遺伝子ごとにその大きさ＝塩基数が大きく異なっています）、まず、ｐ53遺伝子を利用することを考えました。ウイルスを利用してｐ53遺伝子をがん細胞のなかで働くようにすると、徐々にがん細胞が小さくなり、やがて細胞のなかで、小さな爆発に見えるような現象が起こります。

ｐ53には、遺伝子が傷ついたようながん化しやすい危険な細胞を殺して排除する働きがあります。難しい言葉ですが、ｐ53遺伝子が働くようになると、がん細胞は「アポトーシス」と呼ばれる現象で自滅していくのです。ｐ53やこれ以外の遺伝子も利用して行った動物実験では、がんを縮小させる効果を示すことができていました。しかし、人の場合にはがんが一ヵ所にだけ限局されている条件では、まず、外科的手術が優先されます。当初は、この方法を使ったがんの治療法を考えて研究をしていましたが、全身に広がったすべてのがん細胞にこの遺伝子を届けることができず、現在は中断しています。

このような遺伝子治療研究を進めていた九八年に、母に大腸がんが見つかりました。

大腸検査の写真は教科書に載っているようなアップルコア（apple-core＝リンゴをかじった後に残る芯）状で、大腸の壁全周にがんが広がっていることを示すものでした。術前の検査では、ハッキリと転移を示すものはなかったのですが、大きく広がったがんであったため、腹腔内への播種がないかどうかの不安を抱きながら、手術室内で見守っていました。

開腹直後には、腹膜への播種（がんの散らばり）がないことがわかったのですが、ひと安心する間もなく、術者である私の友人の手が母の肝臓の上を触っているときに止まりました。不吉な予感を感じたときに、彼が「肝臓を起こして上部を確認する」と声をかけました。目には見えない肝臓の上奥を見ることができるように操作を加えるという意味です。

良性の嚢腫《のうしゅ》の可能性もあったのですが、取り出した数ミリの腫瘍は大腸がんの転移と判断するには十分でした。覚悟はしていたものの、その数ミリの腫瘍を私自身が切開したときに感じた、頭をハンマーで殴られるような衝撃は相当なものでした。

とくに、手術前夜、「ずっと大腸がんの研究をしてきたのに、その母親が大腸がんになるなんて、おまえに恥をかかせてしまって申し訳ない……」という母の一言を聞いていただけに、肝転移から死につながる状況を思い浮かべることには耐え難いものがありました。母は、家族性大腸がんの原因遺伝子を発見し、長年、私が大腸がんの研究に取り組んでいたことを理解していたので、この言葉につながったのだと思います。

自分が翌朝に大きな手術を受けるにもかかわらず、息子の立場を案じる言葉を絞り出したことに、胸が詰まって何も言うことができませんでした。

転移があったために、術後すぐに抗がん剤治療がはじまりましたが、まったく効果はありませんでした。すぐに腰椎への転移によって、激しい腰痛が起こり、痛みに顔を歪める姿を見るのが辛かったものです。当時でも別の選択肢はありましたが、一時的な効果は期待できても、その先は見えていました。この状況を父に告げたところ、父が少しでも長く母と過ごす時間を持ちたいと願ったため、今でいうところの緩和ケアで様子を見ることになりました。

そのころ、私のp53遺伝子を利用した遺伝子治療の研究は、すでにマウスを利用した実験では腫瘍増殖抑制効果（がんが大きくなることを抑える効果）を示す結果が出ていました。

とはいえ、当然ながら、治療対象を人に替えた臨床試験を行える段階にはなく、母には何もしてあげることができませんでした。東京から大阪に見舞いに行くのも限界があるので、そのときだけは、自分がメスを捨てて研究者になったことを悔やみました。自分の勤務する病院に入院していれば、もう少し、親孝行できたのではないかという想いは今でも消えません。夢の中で冷蔵庫のp53遺伝子を持ち出して、母に注射しようとして、ハッとして目が覚めることもありました。しかし、現実世界での私は、自分の無力さを痛感するだけでした。がん患者とその家族にとって、何の希望も持てずに、何の治療もできないまま死を待つ辛さがどんなものなのか、私はこのときに改めて思い知らされたのです。

母は一年も待たずに、その翌年、静かに息を引き取りました。亡くなる前日、すでに自分に人生の終わりが近いことを悟っていたのか、母は私に感謝の想いを伝え、「人の役に立つ研究をしなさい」と繰り返し口にしたことを、今でもよく覚えています。

遺伝子解析によってがんの遺伝子を調べ、有効な治療薬を開発すると同時に、遺伝子診断によって抗がん剤がどこまで効くのか、どんな副作用があるのかなどについても、あらかじめわかるようにしたい――。

それが、第三章でお話しした「リキッドバイオプシー」であり、第四章でお話しした「ネオアンチゲン療法」です。母が息を引き取った日に誓ったことが、今、ようやく患者さんのもとに届けられるところまで近づいたのです。

可能性に賭ける医療を

医学部を目指していた高校時代、そして実際に医師になったころには、私には『白い巨塔』の主人公・財前五郎のライバルであった里見脩二のような医師に対する憧れが強くありました。もちろん患者さんに真摯《しんし》に向き合うという点においては、里見のような医師に対する尊敬の念は今も変わりません。

しかし、私も年を重ね、成功と同じくらいの挫折を味わったことで、里見のような生き方、潔さだけが、医師の生き方として絶対的に正しいとは純粋に思えなくなりました。目の前の患者さん一人一人に真摯に向き合うことは重要ですが、それだけでは、がん診療の現場で抱えている問題を解決し、多くの患者さんに自分の理想とする医療を提供できる体制が実現できないことを身にしみて知ったからです。

がん拠点医療機関や大学病院などの大病院では、標準治療と称するマニュアルに書かれた治療が尽き果てると、関連病院を紹介して（もちろん、患者に自分で探すように指示する病院もあります）、その患者さんを見捨てることが日常的に行われています。

里見医師のような立場では、組織の考え・方針が優先され、自分の目の前の患者さんに最後まで責任を持つことが難しいのです。多くのがん患者さんに明るい希望を与えるためには、個々の医師の純粋さと努力だけで大きな課題を解決することに限界があると痛感しています。同じ思いを共有する人たちの巨大なネットワークが不可欠なのです。

そして、主人公・財前五郎に対しての考えも変わっていることに気がつきました。初めて『白い巨塔』を読み、田宮二郎さんが演じる財前五郎を見たときは、財前のような医師は許せないと思っていました。しかし、数年前に改めて『白い巨塔』を全話続けて見てみると、財前に対する印象は、若いころとはかなり変わっていたのです。

自分の考える医療を実現するためには、それなりの立場が必要になる。権限がなければ、何も変えることができないのは厳然たる事実です。大きな権限であれ、小さな権限であれ、少なくとも自分の持っている権限内では、自分の考えを実行するだけの手を打つことができます。

もちろん、『白い巨塔』にあるような診断ミスや患者軽視はいただけないものですが。

私はゲノム研究・がん研究のために二度アメリカに渡り、ソルトレイクシティー（ユタ州）とシカゴ（イリノイ州）で計一一年以上暮らしたことになります。さまざまな国から来た人たちと触れ合い、いろいろな文化や考え方を知ると、外から客観的に日本を見る機会にもなりました。シカゴに移る前には、内閣官房でも勤務していましたので、行政の観点からも日本の状況を見ていました。もちろんシカゴに在住中にも常に日本の医療と患者さんのことが頭にありました。ケニア、エチオピア、トルコなどから来た研究者から目を輝かせつつ、「国に帰って、母国の医療に貢献したい」という話を聞くと、心に響くものがあり、私も「日本の患者さんのために」という思いを強くしたのです。

現在、免疫療法に関することで、すぐ「エビデンスがない」という反応をする方がいます。私はシカゴ大学の研究室から帰国し、今のがん医療のあり方を見ていくうちに、日本は「待ち」が基本の考え方になっていると強く感じます。自分が世界ではじめてのことにチャレンジするのではなく、海外で新しいことが確認されてから、日本にいち早く導入すればいいい。そんな考え方の人が多くなっているように感じました。

「前例がないから」という理由で何もしないで待っていては、日本発の医療の進歩はありません。過去の医療分野の先輩たちは、信念をもって、科学的な思考にもとづいて新しい治療法を開発し、患者さんのために提供できるようにしていったのです。

アメリカの医療がいい、日本の医療が悪いということではなく、根本的な考え方に大きな違いがあることを、若い世代の人たちにはぜひ知っていただきたいと思います。私が日米を行き来しながら感じた大きな違いは、「可能性に賭ける文化があるか否か」です。

「効くかどうかわからないものをやるのはおかしい」と否定するのが日本。「効くか効かないかわからない。でも、ひょっとすると効くかもしれないならやってみよう」と考えるのがアメリカです。その姿勢の差が、臨床試験の数の差としても表れています。たとえば、米国NCIのサイトには、臨床試験のデータベースがあり、全世界の主な臨床試験が登録されているのですが、そこに少し前に「ネオアンチゲン」というキーワードを入れて検索してみると、九五種類もの臨床試験が出てきました。

日本では今でも「免疫療法はインチキだ、ペテンだ」と騒いでいる人の影響で、本当に世界で広がろうとしている免疫療法に目が向いていないことを痛感します。国もしっかりとした予算の支援をしていない。非常に歪んだ、偏った状況が生まれてしまっているのです。それこそが、日本がずっとがんの分野で遅れてきた理由でもある気がします。

新しい治療というのは、できるかどうかわからないことへの挑戦から生まれるものです。現在行われている標準治療もそうやってできあがった治療であり、現状を維持するのではなく、「より進化した標準治療」を目指す姿勢が大切だと思います。

一方で、種々のガイドラインの縛りがあることや、医師免許がなくてもできるような多くの雑務に追われ、若い医師たちが挑戦できない体制になっている現状の壁があります。「標準治療が一番で、学会で決めたガイドライン通りにするのが一番いい」と習って医師になった若い世代の人たちが、チャレンジするという発想を持たないまま、中堅、ベテランの医師になってしまうことに不安を覚えます。

ガイドラインはあくまでも一つの目安に過ぎないもので、患者さんを診るうえでは、「統計上はこうだけれども、目の前の患者さんにとってベストの方法は？」と常に考える視点を持っていなければならないと思うのです。

残念なことですが、現在の標準治療は、患者さんの「生きたい」という想いや、家族の「何とか生きてほしい」という願いを奪い取ってしまう側面があります。最近は外来で「あなたは余命何ヵ月です。治ることを考えないでください」と平然と言う医師が少なくありません。それは患者さんからしたら、「標準治療が終わったら、ジタバタせずに死を待ちなさい」と言われているのと同じであることに気づいてもいない。

一度でもがん患者として、あるいはその家族として闘病した経験がないと、そうした心の痛みはわからないものなのかもしれない。医師であっても、その前に一人の人間であり、「自分が患者になってみてはじめて、患者さんの気持ちがよくわかった」と言う人はたくさんいるのが現実です。

エピローグ――ＡＩ医療の可能性

「ＡＩホスピタル」時代の到来

最後に、病院システムの将来像をお話ししたいと思います。

私たちの暮らしのなかにＡＩ（人工知能）が浸透しつつある昨今。アップルの対話型ＡＩ「Siri」や、アマゾンエコー、グーグルホームなどの「スマートスピーカー（家庭用ＡＩスピーカー）」を利用する人が増えています。

「Siri、目覚ましを明日の六時にセットして！」

「ＯＫ！　グーグル、エアコンをつけて！」

などと便利に使いこなしている方も多いのではないでしょうか。

じつは、医療現場にもＡＩが本格的に導入され、この数年の間に大きく様変わりすると予想されています。そのなかにあって、私は内閣府で二〇一八年度からはじまった内閣府戦略的イノベーション創造プログラム（ＳＩＰ）の「ＡＩホスピタル」プログラムのディレクターを務めています。

「『ＡＩホスピタル』『人工知能の病院』だなんて、無機質で冷たい医療になりそう。どんどん人が排除されて、コンピューターやロボットばかりになるんじゃないの？」

そんな不安に駆られた方は、どうか安心してください。

私が考えているのはその真逆の世界です。ＡＩホスピタルは、「温かい血の通った医療」を再び取り戻すために推進しているプロジェクトなのです。

私は、がん研究会　がんプレシジョン医療研究センターで「ゲノム医療」「プレシジョン医療」「個別化医療」「オーダーメイド医療」の研究開発に携わる一方で、この内閣府の「ＡＩホスピタル」の実用化に向けたプログラムも統括しています。そのため現在は、がん研究会のある有明と、内閣府のある永田町、そして自宅とをトライアングルで通勤する慌ただしい毎日です。

昨年、二〇一八年夏に帰国し、久しぶりに日本の医療現場を目にして痛感したのは、診療スタッフにゆとりがないことでした。医師や看護師に「患者さん一人一人をちゃんと診たい」という気持ちがあっても、あまりに忙し過ぎて「三分診療」と揶揄《やゆ》される診療にならざるを得ないのが現実なのです。診察室で、主治医は患者さんを診ている間に電子カルテに記載しなければなりません。そのため、記録を残すことに気を取られ、まともに患者さんの顔や目を見ないまま、パソコン画面を横目に話す医師が増えています。これでは、医療者と患者・家族が信頼関係を築きにくいことは言うまでもありません。

それをサポートする看護師も然り。プロジェクトに参加している医療機関の調査では、看護師の勤務時間の三割（二〜五時間）が記録に割かれているそうで、「患者さんからゆっくり話を聞きたい」という気持ちがあっても、聞けば聞くほど記録事項が増え、超過勤務をしないと仕事が終わらない状況になってしまいます。

このように疲弊しつつある診療現場に、さまざまなＡＩ技術が導入されると、もっと時間に追われるのではと心配される方が多いのですが、どのような姿を目指しているかを簡単に紹介します。ＡＩといっても、それぞれの方が考えるＡＩ技術やＡＩシステムには非常に幅があり、種類もさまざま。私自身が考えたり、知人・友人から聞き取りをして「こんなものがあったらいいな」という発想から、次のような大きな五つのテーマに分けて実用化を目指しています。

——a　音声文章化システム

先ほど診療現場の実情をお話ししましたが、忙しすぎる医師や看護師の負担を軽減させる方策の一つがこれです。電子カルテや看護記録にＡＩを活用し、診察室での主治医と患者・家族の会話や、看護師が話をした音声などを自動で文章化するシステムです。

「外来で質問したくても、先生も看護師さんも忙しそうで、どうも聞きづらい」

「説明された内容がよくわからないけど、質問しづらい雰囲気だった」

など、みなさんも病院の外来を受診して、そのように感じたことがあるのではないでしょうか。

この音声文章化システムができれば、記録係の役目を果たすので、患者が多くてパンク寸前の大病院や専門病院でも、人員の増強が難しい地方病院でも、医療現場の医師の負担が軽減され、時間的にも精神的にも余裕が生まれます。看護記録や介護記録に多大な時間を費やしている看護師や介護現場でも負担の軽減につながり、働き方改革にも寄与できるはずです。そして、結果として医療・介護現場でのコミュニケーション不足を解消するうえでも役立つのではないかと考えています。

さらに、会話や話し言葉が、電子カルテや看護記録に記載されるだけでなく、それをもとにサマリーを作成することができれば、だれが見ても簡単にその患者さんの情報を把握することができます。退院時のまとめを作成するのも結構な手間ですので、自動的に作成できれば大きな負担軽減につながります。最終的には、膨大な数の患者さんに関わる情報をすべてまとめて、病気の診断や薬の選択をする一助になるようなＡＩ診断システムにまで持っていくのが目標です。

世界を見ても、私たちが目指すこのような「ＡＩ診断」は、まだ確立されていません。アメリカ、中国、イスラエルに、それらしきものが存在する程度です。

そのなかで一歩リードしているのがアメリカ。「ＵＣバークレー」と聞いて、ピンと来た方もいらっしゃるでしょう。アメリカ西海岸にあるカリフォルニア大学のバークレー校は、技術研究者や企業家にとっての世界最高峰。世界トップクラスの研究者が揃っているだけでなく、それを実用化、ビジネスとしてかたちにすることにも長けている、知る人ぞ知る大学です。私たちのチームは、同大学のＡＩホスピタルで稼働するモデルを実際に見せてもらうことで、日本の診療現場に適したものにするにはどうすればよいのかの検討も行っています。

そもそも日本とアメリカでは、診療スタイルがかなり異なるため、そのまま英語を日本語システムに変換すればよいという簡単なものではありません。

アメリカでは、一人の患者の診療に最低でも一五分程度の枠が設けられています。このなかで順序立てて質疑応答が行われているため、音声から文書化しやすいのに対して、日本の外来は「三分診療」という言葉が生まれたほど、一人当たりにかけられる時間が短い状況です。

おまけに、日本語の会話では、主語がありませんし、イエスかノーかは文章の最後に来ます。文章の語尾が曖昧ならば、「I do」なのか「I do not」なのかさえわかりません。「結構です」も、「それでいい」のか、「必要ありません」という意味なのか、普通の会話でもわからないことが少なくありません。「はし」も箸、橋、端など、関西と関東ではイントネーションが異なります。「きせつ」も、季節、既設、奇説など複数あります。アマゾンの家庭用人工知能「Alexa」をアメリカで利用していましたが、アメリカでは九〇～九五パーセントこちらの指示を理解してくれました。しかし、日本語の「エコー」は半分くらい「なにを言っているのかわからない」との答えが返ってきますので、明らかに日本語の音声認識のほうが難しいのだと思います。

それでも、アメリカ版のモデルが参考になるところはたくさんあるはずです。私はこのＡＩの開発が、医師や看護師さんの負担を軽減しつつ、もっと患者さんに時間を割ける医療システムに変える突破口になるのではないかと期待しています。

それも遠い未来ではなく、実際に医療現場で使えることを目指しているのは四年後。とてつもなくたいへん難しい技術開発ですが、高い能力とやる気さえあれば、今からでもだれでも手を挙げて参加できるようなシステムも考えています。

つまり、一社がすべての開発を請け負うわけではなく、「腕に自信アリ」というその道のプロが集結して開発を競うようなかたちです。みなさんが使っているスマートフォンのアプリのようなイメージをしていただくとわかりやすいかもしれません。ユーザーから支持されて多くの人に使ってもらえれば、きちんと対価も入ってくるようにしたいと考えています。

ちょっと面白そうだと思いませんか。

「ＡＩホスピタル」構想は、日本の医療現場を大きく変えるだけでなく、新たなビジネスモデルとなるような取り組みでもある、画期的なプロジェクトなのです。

すでにお話ししてきたように、音声文章化システムの日本版では、病気の診断や薬剤を選択する際のアドバイスができるまでに精度を高めたいと思っています。これには四年以上の時間がかかると思いますが。名医の持っている知識や経験値に加え、膨大な論文や症例のビッグデータから学んで成長したＡＩによって補うような診断システムです。

ただし、最後に患者を診察するのは、ＡＩではなく、あくまでも医師である人間。全国どこの病院にかかっても、レベルの高い同じ医療を受けられる。それが真の意味での医療の「均てん化」になると思っています。

―ｂ　インフォームド・コンセント補助システムの開発

医療現場では、「インフォームド・コンセント（説明と同意）」を行うことが当たり前になりました。しかし、それを行っている現場のスタッフは、本当に大変なのです。まず、患者さんに説明して理解してもらい、後からご家族が来たら、そこでまた説明をします。さらに親戚や知人と称する人（もちろん患者さんの承諾があればですが）が来たら、また説明をして……と、一人の患者（家族）に対して、同じ内容を三回も四回も説明しなければならないのが日常です。

時間がいくらあっても足らないことは、容易に想像していただけるでしょう。がんと診断され、手術を受け、さらに抗がん剤治療を行うような場合には、まず、検査内容を説明、診断がついた時点で説明、手術の前に説明、無事に手術が終わった後に説明、そして、抗がん剤治療が始まる前に説明、治療経過中にも今後の方針を説明して……と、説明回数が増えているのです。すべての患者とその家族にこれが繰り返されるのですから、その負担は大変なものです。

これらの説明をＡＩでバックアップできれば、医師の負担をかなり軽減できるはずです。患者さんが質問する時間も、もっと確保できると思います。また、だれにどのような説明をしたのかも、自動的に記録に残すことが可能になります。
では、実際にどのようなＡＩシステムなのか。現段階の私のイメージは、次のようなものです。

患者さんは、モニター画面を見ながら説明を受けます（これに人工知能ロボットが使われるかもしれません）。その際、説明してくれる相手を自分で選ぶことができるようにします。画面には、ハンサムな若い男性、かわいい女性、ちょっと落ち着いた感じの男性など（セクハラとかパワハラとか言われそうですが）、異なるタイプの説明者を表示し、「どの人から説明を聞きたいですか？」と聞かれます。そのなかから一人選んでタッチパネルに触れると、その人が画面に現れ、「あなたの治療は、これからこう進んでいきます……」と説明がはじまるのです。わからないところは、繰り返し聞き返すことができたり、後から質問ができたりするようにして、患者さんが疑問に思ったことも、その場で解消できるようにします。こうして、患者さん本人だけでなく、必要ならば、そのご家族にも、その説明を聞いてもらいます。

そのうえで、最終的にどんな治療を選ぶのか、どのような決断をするのか。そういう大事な局面では、必ず主治医と患者が目と目を見ながら質疑応答して、最終的な結論を出す。そのときの会話の内容も、先ほどの自動音声化システムで記録に残しておけば、「言った」「言わない」というトラブルも起きなくなるでしょう。

小さな誤解や、些細な感情の行き違いによって治療の過程でストレスを生む状態となるのは、患者・家族にとっても医療従事者にとっても、大事な時間とエネルギーを無駄に費やすことになります。お互いに疲れるだけで本当にもったいない。これは、そういったトラブルを防ぐシステムにもなると思っています。

また、患者さんが子供さんなら、説明をする相手はアニメのキャラクターでもいいかもしれません。その子が自分で選んだキャラクターが、「○○くん」「○○ちゃん」と自分の名前を呼びながら、治療の説明が進んでいくようにするのです。事務的に、ただ淡々と治療の説明が進んでいくのと、自分の好きなキャラクターがそのつど、自分の名前を呼びかけながら説明をしてくれるのとでは、理解度や心の不安もまったく違うと思うのです。

そして最後に「○○くん（ちゃん）、このお薬はちょっと大変だけど、注射を受けたら元気になるから、一緒にがんばろうね！」とキャラクターがエールを送る。好きなキャラクターがそんなふうに笑顔で応援してくれたら、不安でいっぱいの子も、少し気持ちが和らぐのではないでしょうか。

これからは、「子供だから治療のことはわからなくていい」ではなく、小さい子なりに病気と向き合い、治療を受けられるようにする。特に何らかの医療行為をするのに大変だから、とりあえず鎮静剤を投与するような医療は避けたいものです。すでにさまざまな方法で取り組んでいる診療科もありますが、科の垣根を越えて、このようなＡＩによる補助システムの準備ができるのではないかと考えています。

―Ｃ 「リキッドバイオプシー」の導入

第三章で紹介した「リキッドバイオプシー」にも、じつはＡＩが活かされています。「リキッドバイオプシー」は、専門的な言い方をすれば、「ＡＩを活用した血液による超精密診断法」なのです。

目標とするのは、患者の血液から得た膨大な遺伝子データを解析することで、がんを早期に発見できるようにすること、そして再発した場合には、超早期に発見することでこれまでの画像診断による診断と比べて早く治療を開始するようにすること。そして、ＡＩにいろいろなデータを集積していくことで、最終的には「あなたはこのようながんで、このような治療が必要で、治療薬はこの薬がベスト、セカンドベストはこれ。ただし、この薬剤の副作用にはこのようなものがある」と、わかりやすく説明できるシステムにすることです。

二〇一九年六月に保険適用がはじまったがん遺伝子パネル検査では、エキスパート間の会議が必要となっていますが、遺伝子検査からはじき出される結果は単純ですので、だれでも、どこでも利用できるような研修システムで十分と思います。がん対策基本法ができて、そこで均てん化が重要視されましたが、いまや、ゲノム医療の旗印のもとに中央集権化が進んでいます。拠点病院でなければ遺伝子診断を受けられないようなシステムは前近代的だと思いませんか？

リキッドバイオプシーが実際に医療現場で使えるようになれば、手術可能な段階で見つかるがんの割合が増えて、がん全体の治癒率が上がることも期待できます。目指すは「五年生存率の一〇パーセントアップ」。

同時に、種々のゲノム診断が利用できるようになれば、さまざまな検査費用の削減や、医療費削減にもなるはずです。実際に薬剤を投与しなくても、「副作用が強く出る、治療効果が弱い、高い治療効果が期待できる」などといった情報が事前にわかり、初回治療からその人にもっとも適した薬剤を選択できれば、がんの分野で年間数千億円の医療費カットにつながると見込んでいます。

—d　大腸内視鏡挿入の自動化

いまや、クルマも駐車場に自動運転でピタリと駐車できる時代です。空間認識が苦手な人でも、ＡＩの力を借りればそれが容易にできる。ならば、内視鏡検査の操作にもそれを活かせるのではないか——。そんな発想から生まれたのが、「大腸内視鏡挿入の自動化」です。

内視鏡検査は、食道や胃などの上部消化管と、大腸の下部消化管で分けて行われています。しかし、後者のほうが術者の高い技術を必要とします。肛門から盲腸まで大腸の長さは約一・五メートル。それも曲がりくねった長い管のなかを、内視鏡のファイバースコープを進めていかなければならないからです。

経験豊富で腕のいい名医なら、盲腸までスルスルと容易に到達することができ、検査にかかる所要時間は正味五〜一〇分ほど。術者と同じモニター画面を一緒に見ながら、今は腸のなかのどのあたりを内視鏡が進んでいるのか、腸のなかはどんな状態なのかと、そのつど説明を受けながら、患者はまったく苦痛を感じることなく終了します（実際は鎮静剤で眠らされることが多くなりました）。

ところが、術者によっては検査時間が一時間以上かかり（私も経験があります）、その間、患者が痛みや苦しさで顔をゆがめることも決して少なくありません。それがはじめて受けた大腸内視鏡検査だったら、「こんな検査は二度とごめんだ！」と、しばらく大腸がん検診から遠ざかってしまうことにもなりかねません。不幸にも、非常にまれですが、大腸に穴をあけることもあります。

そればかりか、医師の技量不足で、本当は到達しなければならない最奥の盲腸付近まで内視鏡をうまく挿れられないまま検査が進み、結果的に大腸をすべて診ることができずに終了しているケースも珍しくはないのです。脅かすわけではありませんが、そして、私が疑り深いのかもしれませんが、「苦しいのは嫌だから」と、薬で軽く眠った状態で内視鏡検査を受けている人は、本当に腸のなかをくまなく診てもらえたかどうかなんてわからないわけです。

そのような術者の経験不足を補い、腸内の異変の見落としを防ぐためにＡＩを活用するのが、大腸内視鏡挿入の自動化です。空間認識によって内視鏡先端の角度を変える技術などを用いることで、簡単に内視鏡を挿入することができれば、医師は腸内を映した画像に集中できて、見落としも減るでしょう。研修医でも「名医」と同じ内視鏡操作を可能にする。それが同システムの目標です。

—e　データベースの整備・医療情報産業の活性化

病院や診療科ごとに異なるシステムに保存されている電子カルテや画像データ所見などの個人情報の統合を目指したいと考えています。日本では、医療情報などを国が収集することに懐疑的な声が大きく、なかなか進みませんが。台湾では、台北の病院でのＣＴ検査や血液検査結果を、台中や高雄の病院でも見ることができます。個人の番号とデータが結びつけられているからです。もちろん、患者さんの承認が必要です。そもそも、データは患者さんのものです。

医療をより良いものにしていくためには、多くの患者さんの正確な医療情報やゲノム情報を収集することが不可欠です。

アメリカではインターネットを通して個人から膨大なデータを収集しています。民間の医療保険企業も医療情報を収集し、それに独自でゲノム解析を上乗せしています。一ヵ所に膨大なデータを集約することは、ハッキングなどに対する個人情報の保護の観点からリスクが高いです。しかし、秘密分散方式といって、個人個人の情報をいくつかに分けて保管することで、より安全にデータを保管することが可能になっています。

また、データを管理するシステムがあれば、震災などの際に個人の診療情報が失われて治療履歴がわからなくなり、適切な治療を受けられないといった不幸も防ぐことができます。

さらに、患者さんが自分の診療記録をスマートフォンなどの端末に保持できるようになれば、いつでも閲覧でき、大震災が起こって他の病院にかかることになっても、容易にこれまでの治療を継続してもらうことができます（図表14）。もちろん、セカンドオピニオンも気兼ねなく受けることができるようになります。患者さん自身が診療情報、健診データなどを

図表14

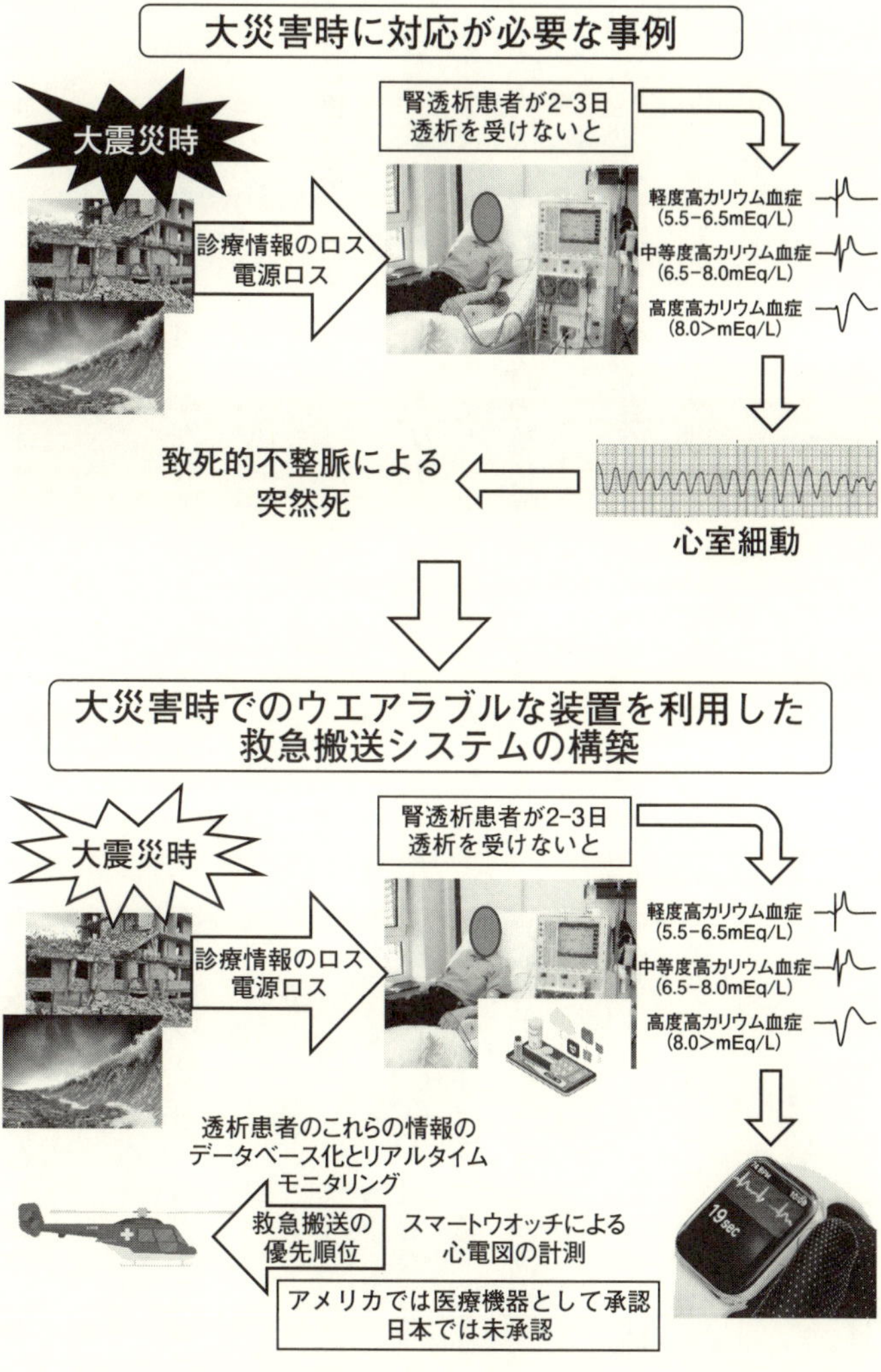
大災害時に対応が必要な事例
大震災時
腎透析患者が2-3日
透析を受けないと
診療情報のロス
電源ロス
軽度高カリウム血症
(5.5-6.5mEq/L)
中等度高カリウム血症
(6.5-8.0mEq/L)
高度高カリウム血症
(8.0>mEq/L)
致死的不整脈による
突然死
心室細動
大災害時でのウエアラブルな装置を利用した
救急搬送システムの構築
大震災時
腎透析患者が2-3日
透析を受けないと
診療情報のロス
電源ロス
軽度高カリウム血症
(5.5-6.5mEq/L)
中等度高カリウム血症
(6.5-8.0mEq/L)
高度高カリウム血症
(8.0>mEq/L)
透析患者のこれらの情報の
データベース化とリアルタイム
モニタリング
救急搬送の
優先順位
スマートウオッチによる
心電図の計測
19sec
アメリカでは医療機器として承認
日本では未承認

自分の意思で登録し、それをデータベース化できれば、大きな進歩につながるのではないかと思います。

大きな柱となるのはこのようなものですが、このほかにも、病院にはＡＩを活用できる場面がたくさんあります。

画像診断・病理診断のサポート

二人に一人ががんになり、約六割が治る時代になり、多重がん（同時に、または異なる時期に別のがんにかかること）になる人も増えました。高齢化に伴い、病院を受診する人の数も増え、病院で行われる検査の数は増える一方であるのに対し、画像診断医や病理診断医の数は十分ではありません。

ＣＴスキャンやＭＲＩの機器の密度（人口一〇〇万人あたりの台数）は、他のＯＥＣＤ諸国に比して三〜四倍程度と高水準であるのに対して、放射線科医の人口当たりの数はＯＥＣＤ諸国の最下位に近い数字です。

すでに、人間の目で読影するのが物理的に限界を超えていると言っても過言ではありません。病理診断医の数も足らない状況ですし、がん専門病院と一般病院のがん診断の精度には二〇パーセント程度のずれがあるという報告もあります。驚くような数字の高さです。医療の質を落とさないためにも、今後、診断現場でＡＩを活用することは必須となってくるでしょう。

私は画像診断や病理診断時のアルゴリズムをＡＩに学習させれば、専門医が診断する際の補助として活用できるのではないかと考えています。

たとえば、画像データ上に注意すべきものを検知した場合、「この部分に注意してください」と、その範囲が色づけされるなどして示されれば、それだけで医師の精神的な負担はかなり軽減されると思うのです。もちろん、これまでお話ししてきた通り、ＡＩを使ったこのようなシステムは、補助的に利用することが目的のもの。しばらくは最終的な診断は医師である「人」が行うことに変わりはありません。

……と言っている間に、二〇一九年八月の「Nature Medicine」という雑誌に、がんの病理診断が九八パーセントの精度でできる人工知能の開発が報告されました。この分野の進歩は加速度を増してきています。

一刻を争う病気のモニタリングシステム

病気のなかには、治療のタイミングを逃さないことがその人の命を守り、さらにＱＯＬ

（生活の質）を維持することにもつながるものがあります。

その代表的な病気が「脳卒中」です。脳卒中のなかでも、とくに「脳梗塞」は発症から二～三時間が勝負。この間に治療を開始することができれば、その人はマヒや失語症などの後遺症が残ることなく回復できる可能性が高いといわれています。

実際は、倒れて意識がない状態で時間が経ってから発見されるケースが少なくありません。一人でいたときに発症すれば、いつ倒れたのか、倒れてからどのくらい時間が経過しているかがわからず（独居の場合には必然的にそのようなケースが多くなります）、合併症なく治癒する確率が低下します。何とか一命は取り留めても、強いマヒが残り、その後のQOL（生活の質）を大きく左右してしまうことも決して珍しいことではありません。

そこで考えられているのが、ウエアラブルな装置とAIを活用し、患者さんの生体データを取得することで、危険な病気の兆候をいち早く検出するシステムです（図表15）。

ウエアラブルな装置とは、腕や頭部など、身体に装着して利用する端末のこと。腕時計やリストバンド、指輪、メガネ、衣服など、最近はさまざまな一般商品が市場にも登場しているので、日常的に利用している人もいらっしゃるでしょう。毎日自分のデータを記録していると、わずかな異変をキャッチできます。それを医療用に活かすことは容易に想像していただけるのではないかと思います。

図表15　ウエアラブルな装置を利用した
速やかなAIによる自動救急搬送システム

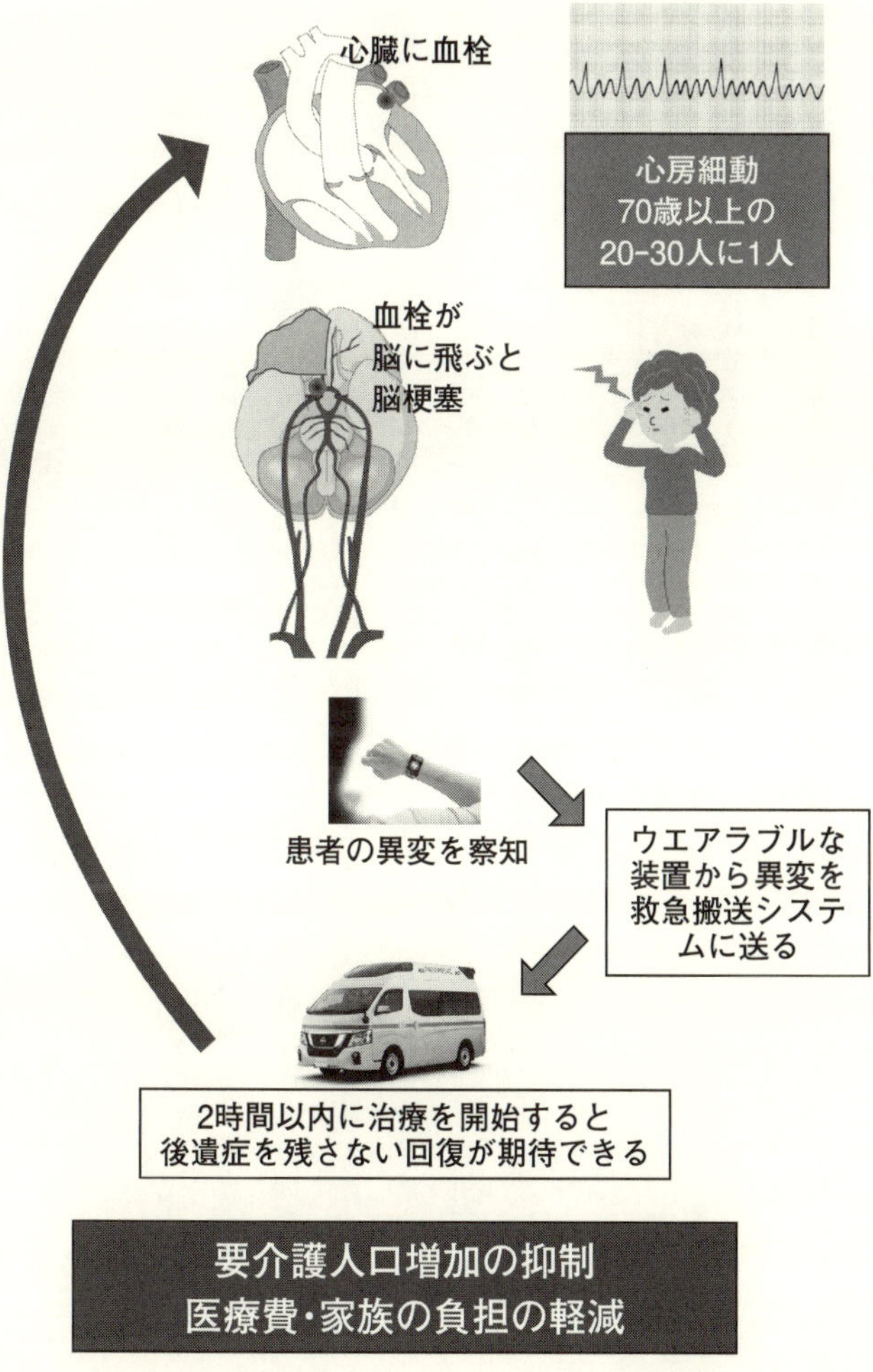

たとえば、「心房細動」などで心臓に生じた血栓が、心臓から離れて、脳の血管に飛んで脳梗塞を起こすケースなどは深刻です。七〇歳以上の高齢者の二〇〜三〇人に一人が心房細動に罹患《りかん》していると推測されています。

脈拍の異常に違和感を覚えて病院を受診する人もいれば、意外に気付かずにいる人も少なくありません。ウエアラブルな装置で脈拍（アメリカでは心電図を計測することもできます）を測れば、心房細動を見つけるのに役立つのです。また、心房細動を患っている患者さんにウエアラブルデバイスを装着してもらえば、脳梗塞などの危険な兆候が現れたときにそれをいち早く検出することができ、救急搬送システムと連携して、速やかに自動的に救急車を患者さんのもとに送ることも可能となってきます。これが全国でできれば、合併症によって介護を必要とする人の数を、年間一〇〇〇人単位で減らすことができるのではないでしょうか？

もちろん、まだ構想段階ですが。

「ＡＩホスピタル」で実現する人に優しい医療

先日、ある大学病院で「放射線診断科から画像検査の結果が届いていたにもかかわらず、主治医がそれを見ないままに長期間放置され、がんの発見が遅れて手遅れになった」という信じがたいミスが起きました。残念なことに、同じような報告が後を絶ちません。

また少し前には、「肝臓の画像にばかり気を取られて、腎臓の異変を見落とした」という人為的エラーが報告されています。

医療は人が行う以上、こうした人為的なミスを完全にゼロにすることは難しいかもしれません。しかし、ＡＩを使えば、エラーを防ぐことが容易にできるのではないかと思っています。

それも、絶対に見落としてはならない情報には赤いランプなどを点滅させて警告し、それを二〜三日無視していれば、直接上司に報告が入るようなシステムは、ちょっとした工夫でできるはずです。

このように、何が重要なのか、見落としてはないのかをひと目でわかるような工夫をすればいいのです。検査結果や診断結果を主治医に戻す際に、先ほどお話ししたような最優先で見る必要のある情報にマークをつけておけば、見落としたまま放置されるという最悪の事態は防げるのではないでしょうか。

また、患者さんに薬剤を投与する際に、誤った薬剤や過剰な量の薬剤が処方されるなどのミスも、ＡＩを使った警告システムがあれば、未然に防げるはずです。医師が誤った薬剤を処方したら、ＡＩが「この疾患にこの薬剤は合致しません」「投与量を確認してください」

というアラートを発する。そうすれば、ダブルチェックの目が入ることになるわけです。

いかがでしょうか。「ＡＩホスピタル」の完成は、人に優しい医療により近づくものであることが、より具体的におわかりいただけたのではないかと思います。

まず、医療現場の医師や看護師のストレスや実務負担を軽減させること。そして、医療従事者と患者・家族が目と目を見て対話をする「心の通った医療」を復活させること。さらに、さまざまなＡＩ技術を使ってより的確な診断が可能になることで、医療全体の精度や質を底上げすること。それを最終ゴールとして、順次行っていく予定です。

ちょうど二〇一九年春から「働き方改革関連法」が施行されたことで、さまざまな業界で「働き方改革」が叫ばれていますが、医療現場にさまざまなＡＩ技術が導入されることは、医療従事者の働き方改革を後押しすることにもなるでしょう。

それは、現在、患者・家族が抱えている不満や不安の解消にもつながるはずです。成果を期待してください。

構成　青木直美

中村祐輔

医学博士。東京大学名誉教授。シカゴ大学名誉教授。1952年、大阪府に生まれる。77年、大阪大学医学部卒業。同年、大阪大学医学部付属病院(第2外科)に。81年、大阪大学医学部附属分子遺伝学教室研究生。84年、米国ユタ大学ハワード・ヒューズ医学研究所研究員、87年、米国ユタ大学人類遺伝学教室助教授。89年、(財)癌研究会癌研究所生化学部部長。91年に大腸癌抑制遺伝子APCを発見する。94年、東京大学医科学研究所分子病態研究施設教授。95年、東京大学医科学研究所ヒトゲノム解析センター長。2005年、理化学研究所ゲノム医科学研究センター長を併任。11年、内閣官房参与・内閣官房医療イノベーション推進室長を併任。12年、シカゴ大学医学部教授。2016年より、がん研究会がんプレシジョン医療研究センターに参画、現在はシカゴより帰国し、所長を務める。18年、内閣府戦略的イノベーション創造プログラム(SIP)プログラムディレクターに就任した。

講談社+α《プラスアルファ》新書 **812-1 B**

がん消滅《しょうめつ》

中村祐輔《なかむらゆうすけ》 ©Yusuke Nakamura 2019

2019年9月19日第1刷発行

発行者—— **渡瀬昌彦**

発行所—— **株式会社 講談社**
東京都文京区音羽2-12-21 〒112-8001
電話 編集(03)5395-3522
販売(03)5395-4415
業務(03)5395-3615

デザイン—— **鈴木成一デザイン室**

カバー印刷—— **共同印刷株式会社**

印刷・本文データ制作— **株式会社新藤慶昌堂**

製本—— **株式会社国宝社**

Printed in Japan
ISBN978-4-06-517057-1

講談社＋α新書

茨城 vs. 群馬 北関東死闘編
全国都道府県調査隊 編
都道府県魅力度調査で毎年、熾烈な最下位争いを繰りひろげてきた両者がついに激突する！
780円 761-1 C

ポピュリズムと欧州動乱 フランスはEU崩壊の引き金を引くのか
国末憲人
ポピュリズムの行方とは。反EUとロシアとの連携。ルペンの台頭が示すフランスと欧州の変質
860円 763-1 C

脂肪と疲労をためる ジェットコースター血糖の恐怖 人生が変わる一週間断糖プログラム
麻生れいみ
ねむけ、だるさ、肥満は「血糖値乱高下」が諸悪の根源！ 寿命も延びる血糖値ゆるやか食事法
840円 764-1 B

超高齢社会だから急成長する日本経済 ２０３０年にＧＤＰ７００兆円のニッポン
鈴木将之
旅行、グルメ、住宅…新高齢者は１０００兆円の金融資産を遣って逝く→高齢社会だから成長
840円 765-1 C

歯は治療してはいけない！ **あなたの人生を変える歯の新常識**
田北行宏
歯が健康なら生涯で３０００万円以上得!? 認知症や糖尿病も改善する実践的予防法を伝授！
840円 766-1 B

50歳からは「筋トレ」してはいけない 何歳でも動けるからだをつくる「骨呼吸エクササイズ」
勇﨑賀雄
人のからだの基本は筋肉ではなく骨。日常的に骨を鍛え若々しいからだを保つエクササイズ
880円 767-1 B

定年前にはじめる生前整理 人生後半が変わる4ステップ
古堅純子
「老後でいい！」と思ったら大間違い！ 今やると身も心もラクになる正しい生前整理の手順
800円 768-1 C

日本人が忘れた日本人の本質
山折哲雄
髙山文彦
「天皇退位問題」から「シン・ゴジラ」まで、宗教学者と作家が語る新しい「日本人原論」
860円 769-1 C

ふりがな付 **山中伸弥先生に、人生とiPS細胞について聞いてみた**
山中伸弥
聞き手・緑 慎也
テレビで紹介され大反響！ やさしい語り口で親子で読める、ノーベル賞受賞後初にして唯一の自伝
800円 770-1 B

結局、勝ち続けるアメリカ経済 一人負けする中国経済
武者陵司
２０２０年に日経平均4万円突破もある順風!! トランプ政権の中国封じ込めで変わる世界経済
840円 771-1 C

仕事消滅 ＡＩの時代を生き抜くために、いま私たちにできること
鈴木貴博
人工知能で人間の大半は失業する。肉体労働でなく頭脳労働の職場で。それはどんな未来か？
840円 772-1 C

表示価格はすべて本体価格（税別）です。本体価格は変更することがあります

講談社+α新書

格差と階級の未来 超富裕層と新下流層しかいなくなる世界の生き抜き方
鈴木貴博
AIによる「仕事消滅」と「中流層消滅」から脱出する方法。誰もが資本家になる逆転の発想！
860円 772-2 C

病気を遠ざける！ 1日1回日光浴 日本人は知らないビタミンDの実力
斎藤糧三
紫外線はすごい！ アレルギーも癌も逃げ出す！驚きの免疫調整作用が最新研究で解明された
800円 773-1 B

ふしぎな総合商社
小林敬幸
名前はみんな知っていても、実際に何をしている会社か誰も知らない総合商社のホントの姿
840円 774-1 C

日本の正しい未来 世界一豊かになる条件
村上尚己
デフレは人の価値まで下落させる。成長不要論が日本をダメにする。経済の基本認識が激変！
800円 775-1 C

上海の中国人、安倍総理はみんな嫌い だけど8割は日本文化中毒！
山下智博
中国で一番有名な日本人――動画再生10億回!!「ネットを通じて中国人は日本化されている」
860円 776-1 C

戸籍アパルトヘイト国家・中国の崩壊
川島博之
9億人の貧農と3隻の空母が殺す中国経済……歴史はまた繰り返し、2020年に国家分裂!!
860円 777-1 C

習近平のデジタル文化大革命 24時間を監視され全人生を支配される中国人の悲劇
川島博之
共産党の崩壊は必至!! 民衆の反撃を殺すためヒトラーと化す習近平……その断末魔の叫び!!
840円 777-2 C

知っているようで知らない夏目漱石
出口汪
きっかけがなければ、なかなか手に取らない、生誕150年に贈る文豪入門の決定版！
900円 778-1 C

働く人の養生訓 あなたの体と心を軽やかにする習慣
若林理砂
だるい、疲れがとれない、うつっぽい。そんな現代人の悩みをスッキリ解決する健康バイブル
840円 779-1 B

認知症 専門医が教える最新事情
伊東大介
正しい選択のために、日本認知症学会学会賞受賞の臨床医が真の予防と治療法をアドバイス
840円 780-1 B

工作員・西郷隆盛 謀略の幕末維新史
倉山満
「大河ドラマ」では決して描かれない陰の貌。明治維新150年に明かされる新たな西郷像！
840円 781-1 C

表示価格はすべて本体価格（税別）です。本体価格は変更することがあります

講談社+α新書

タイトル	サブタイトル	著者	内容	価格	番号
明日の日本を予測する技術	「権力者の絶対法則」を知ると未来が見える！	長谷川幸洋	ビジネスに投資に就職に!! 6ヵ月先の日本が見えるようになる本！日本経済の実力も判明	880円	803-1 C
人が集まる会社 人が逃げ出す会社		下田直人	従業員、取引先、顧客。まず、人が集まる会社をつくろう！利益はあとからついてくる	820円	804-1 C
志ん生が語る クオリティの高い貧乏のススメ	昭和のように生きて心が豊かになる25の習慣	美濃部由紀子	NHK大河ドラマ「いだてん」でビートたけし演じる志ん生は著者の祖父。人生の達人だった	840円	805-1 A
精日	加速度的に日本化する中国人の群像	古畑康雄	日本文化が共産党を打倒した!! 5年後の日中関係は、激変する!! 対日好感度も急上昇!!	860円	806-1 C
古き佳きエジンバラから新しい日本が見える		ハーディ智砂子	遥か遠いスコットランドから本当の日本が見える。ファンドマネジャーとして日本企業の強さも実感	860円	808-1 C
戦国武将に学ぶ「必勝マネー術」		橋場日月	生死を賭した戦国武将たちの人間くさくて、ユニークで残酷なカネの稼ぎ方、使い方！	880円	809-1 C
さらば銀行	「第3の金融」が変えるお金の未来	杉山智行	僕たちの小さな「お金」が世界中のソーシャルな課題を解決し、資産運用にもなる凄い方法！	860円	810-1 C
IoT最強国家ニッポン	日本企業が4つの主要技術を支配する時代	南川明	レガシー半導体・電子素材・モーター・電子部品……IoTの主要技術が全て揃うのは日本だけ！	880円	811-1 C
がん消滅		中村祐輔	最先端のゲノム医療、免疫療法、AI活用で、がんの恐怖がこの世からなくなる日が来る！	900円	812-1 B
定年破産絶対回避マニュアル		加谷珪一	人生100年時代を楽しむには？ちょっとのお金と、制度を正しく知れば、不安がなくなる！	860円	813-1 C
日本への警告	米中ロ朝鮮半島の激変から人とお金が向かう先を見抜く	ジム・ロジャーズ	日本衰退の危機。私たちは世界をどう見る？新時代の知恵と教養が身につく大投資家の新刊	900円	815-1 C

表示価格はすべて本体価格（税別）です。本体価格は変更することがあります